知的生きかた文庫

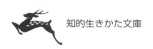

ズボラでもラクラク！
薬に頼らず
血圧がみるみる下がる！

板倉弘重

三笠書房

はじめに◉ 知らないではすまされない！　本当に望ましい血圧は、基準値より、かなり低いという真実

血圧に関する考え方が大きく変わってきました。ほんの数年前までは、加齢とともに血圧が上がるのが普通で、年齢に90をプラスした値が自然だという人も多くいました。そのほうが脳に行く血液が増えるため、認知症の予防によいとも考えていたほどです。

ところが最近の疫学《えきがく》研究から、高血圧が、健康寿命に及ぼすリスクが明らかとなりました。これまで日本高血圧学会の『高血圧治療ガイドライン』に定められていた高血圧の基準値では、健康寿命の延伸にはつながらないことがわかってきたのです。そして、高血圧基準値は１４０／90㎜Ｈｇより、もっと低いレベルを目標にすることが望ましい、と改められました。

糖尿病においても、糖尿病合併症の予防のためには血圧を下げることが大切

だと証明されました。

「国民健康・栄養調査」（２０１７年）によると、１４０㎜Ｈg以上の人は男性が約４割、女性が約３割もいて、多くの人が高血圧レベルか、あるいはそれに近い境界域にあることがわかっています。

アメリカは２０１７年11月から、高血圧の基準値を１３０／80㎜Ｈgに引き下げました。日本でも、２０１９年中に変更される見込みです。

要するに、今までギリギリ基準値内だったからと安心していた人も、もっと低い血圧レベルを目標にしたほうがいいのです。

では、どうしたら望ましい血圧を維持できるのか？　本書では、ほんのひと手間で実践できる、とっておきのワザを惜しみなく明かしていきます。

ズボラな人でも、イライラしがちで怒りっぽい人も、濃い味付けが好みな人も、みんな楽しみながら、ラクにできることばかりです。これを参考に、賢く健康を維持していきましょう。

板倉弘重

目次

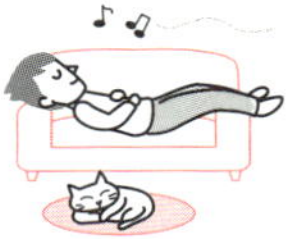

第2章

知るだけで簡単に味覚は変わる！ 超快適！ 減塩テクニック

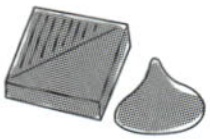

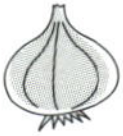

第3章

食べて塩分を排出できる！血圧がみるみる下がる優秀食材

第4章

超 イライラしなけりゃ血圧も安定！リラックス生活のコツ

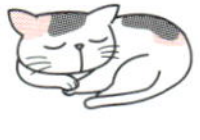

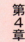

第5章 人目を気にせず刺激できる！血圧が下がるマッサージとツボ

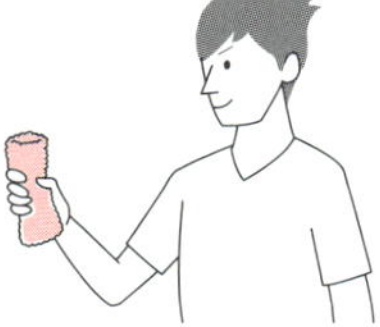

第6章 ワンランク上の知識！高血圧からの要介護生活を防ぐコツ

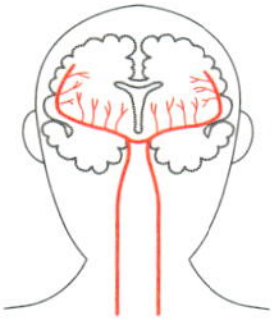

編集協力/本文デザイン　コパニカス
本文イラスト　BIKKE

第1章

薬に頼らず楽しく改善！血圧は生活習慣でこんなに変わる！

01

人は血管から老いる。血圧が高ければ老化が加速する！

！あらゆる生活習慣病の初めの一歩が高血圧だった

「人間は血管とともに老いる」と昔からいわれています。**血管が老化して脆《もろ》くなると、さまざまな病気にかかりやすくなる、という意味です。**逆に若々しい血管を維持できれば、いつまでも元気はつらつ、気力も満ち満ちていられます。**血管を老化させる大きな原因が高血圧です。**血圧が高くなると血管の内壁に負担がかかり、その結果、老化が早まるのです。本書では高血圧の予防をテーマに、あの手この手の血管の老化防止作戦を紹介していきます。

ところで、みなさんは「血圧って何？」と聞かれて、正確に答えることができますか。高血圧対策を正しく理解するために、まずは血圧のメカニズムを知っておきましょう。

高血圧から起こる合併症

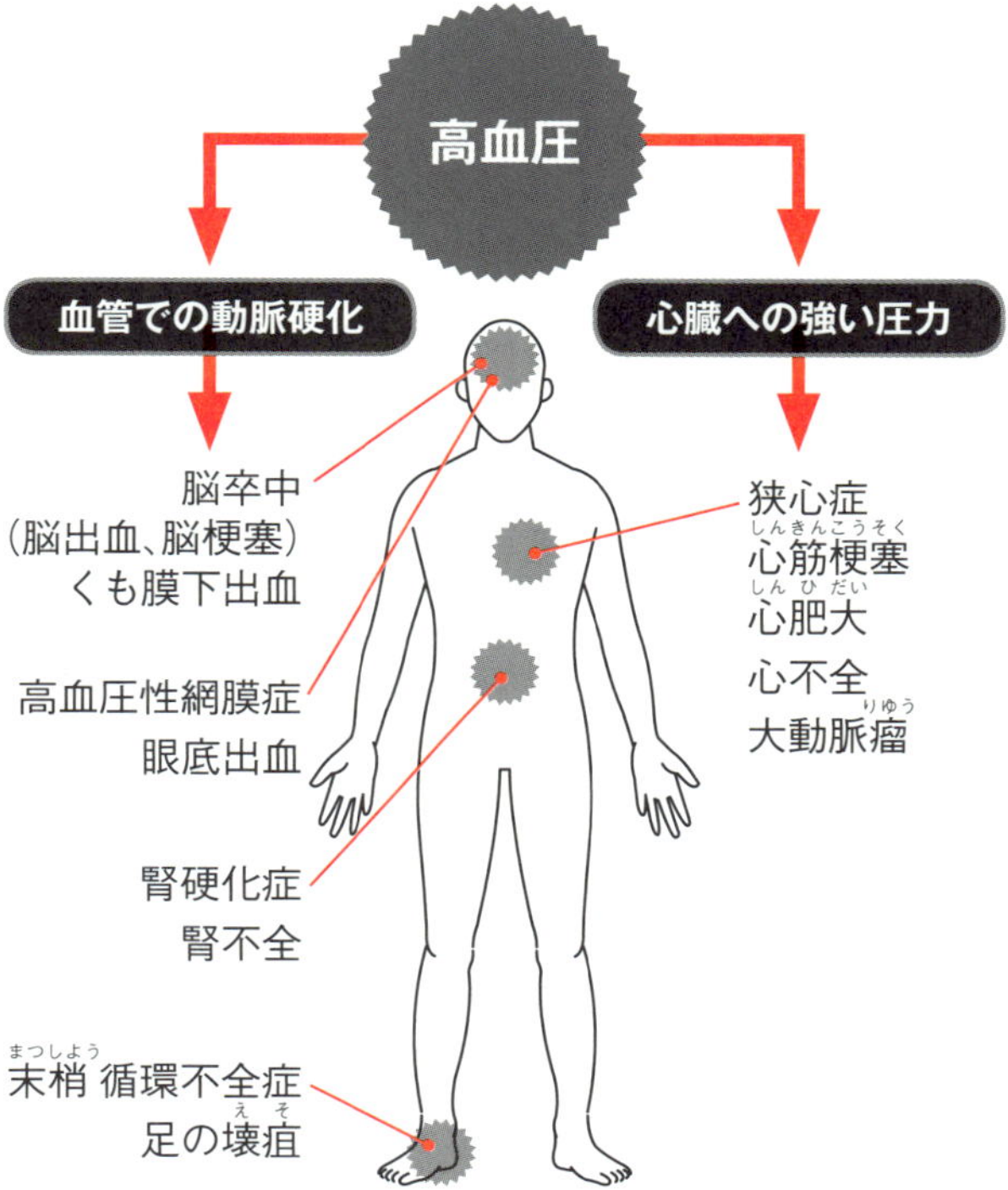

高血圧の人は糖尿病に、糖尿病の人は高血圧になりやすい。高血圧と糖尿病を合併すると、脳卒中や心筋梗塞のリスクはさらに高まる。

02

そもそも、なぜ血管に圧力がかかるのだろう？

❗赤ちゃんの血管はしなやか、老化した血管はコチコチ！

私たちが生命を維持し、活動するための栄養は血液によって体の各部に運ばれています。成人一人の血管をつなぎ合わせると、その長さは約10万キロにもなります。地球一周が約4万キロですから、地球2・5周分の長さです。体の隅々にまで血液を送っているのが心臓です。相当に大きな力で血液を送り続けなければ、栄養は体の先端の毛細血管まで届きません。

血圧の単位は「㎜Hg」と書き「ミリメートル水銀」と読みます。血圧が130㎜Hgの場合、水銀血圧計を130ミリ押し上げる力がかかっていることを表しています。水銀の比重は水の13・6倍ですから、水に換算すると130×13・6＝1768ミリです。**つまり、水を約1メートル80センチも押し上げ**

る力がかかっているのです。

手首の血管に指を当ててみると、ドク、ドクという拍動を感じることができます。これは心臓が押し出した血液が血管を押し広げている動きです。一回の拍動のたびに強い力がかかっていることを感じることができます。

しかも、１分間に70回の拍動があるとすると、１時間で４２００回、一日で10万回以上に及びます。これが何十年も続くわけですから、血管の仕事がいかに過酷であるかがわかります。

赤ちゃんの血管は、とてもしなやかで弾力があります。**しなやかな血管はよく広がるために、血液が通る際の圧力を逃がすことができます。**しかし、加齢とともに血管は硬くなっていくために、血液の圧力をもろに受けてしまいます。すると血管の内壁が、受ける圧力に耐えきれなくなるのです。

老化した血管は、古くて硬くなったゴムホースと似ています。高い水圧がかかるとヒビが入ったり、破裂したりするリスクが高くなります。血管もホースも、しなやかで弾力がある状態がベストなのです。

03

心臓が縮んだときが「上の血圧」、膨らんだときが「下の血圧」

❗血管ではなく心臓が基準！

「今日は上の血圧が128で、下の血圧が83だった」などと、いいますね。**「上の血圧」「下の血圧」**とは、いったい何でしょうか。

心臓は握りこぶしより少し大きいくらいの小さな臓器です。心臓の中は右心室、右心房《しんぼう》、左心室、左心房の4つに区切られています。このうち、大動脈に血液を送り出す働きをしているのが、左心室と左心房です。

左心室にたっぷりと入った血液は、左心室がギュッと収縮した瞬間に勢いよく大動脈に押し出されます。このときに血管（大動脈）が最も強い圧力を受けます。これが「収縮期血圧」、通称「上の血圧」です。血管は広がっていますが、心臓が収縮しているため、「収縮期血圧」と呼びます。

収縮期血圧と拡張期血圧

収縮期血圧

心臓の左心室が収縮して血液を送り出すときに、血管に最も大きな圧力がかかる。これが「上の血圧」。

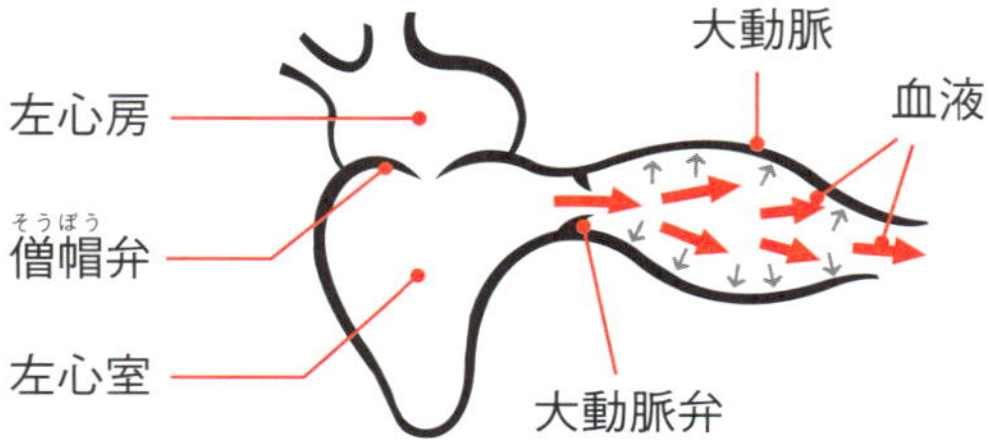

拡張期血圧

左心室が拡張し、血液を吸い込んで膨らむときに、血管にかかる圧力が最も小さくなる。これが「下の血圧」。

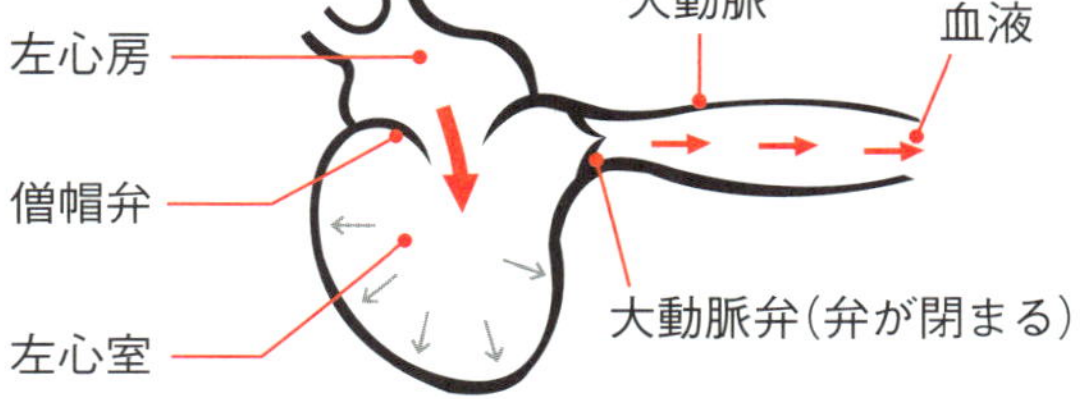

縮んだ左心室は、すぐに膨らんで大静脈から戻ってきた血液をいっぱいに吸い込みます。このとき、大動脈弁が閉じて血管に血液が流れないようになります。つまり、血管にかかる圧力は最も小さくなります。これが「拡張期血圧」、通称「下の血圧」です。

胸の、ドキン、ドキンという音は、左心室が血液を押し出すポンピング運動によって、収縮期血圧と拡張期血圧が交互に繰り返される動きの音そのものなのです。

ところで、左心室が拡張しているときは、血液が押し出されないのですから、下の血圧はゼロにならないのか、という疑問が生じます。

心臓のパワーは強力ですが、さすがに体の隅々まで血液を送るのは単独の力では無理です。そこで手助けをしているのが血管なのです。**血管には平滑筋《へいかつきん》という筋肉があり、心臓から送り出された血液を自らのポンピング運動で先へ先へと送っています。**しなやかな血管はポンピングが強力ですが、硬い血管だとその力が弱くなり血流が悪くなってしまいます。

血液は血管の収縮力で全身に行き渡る

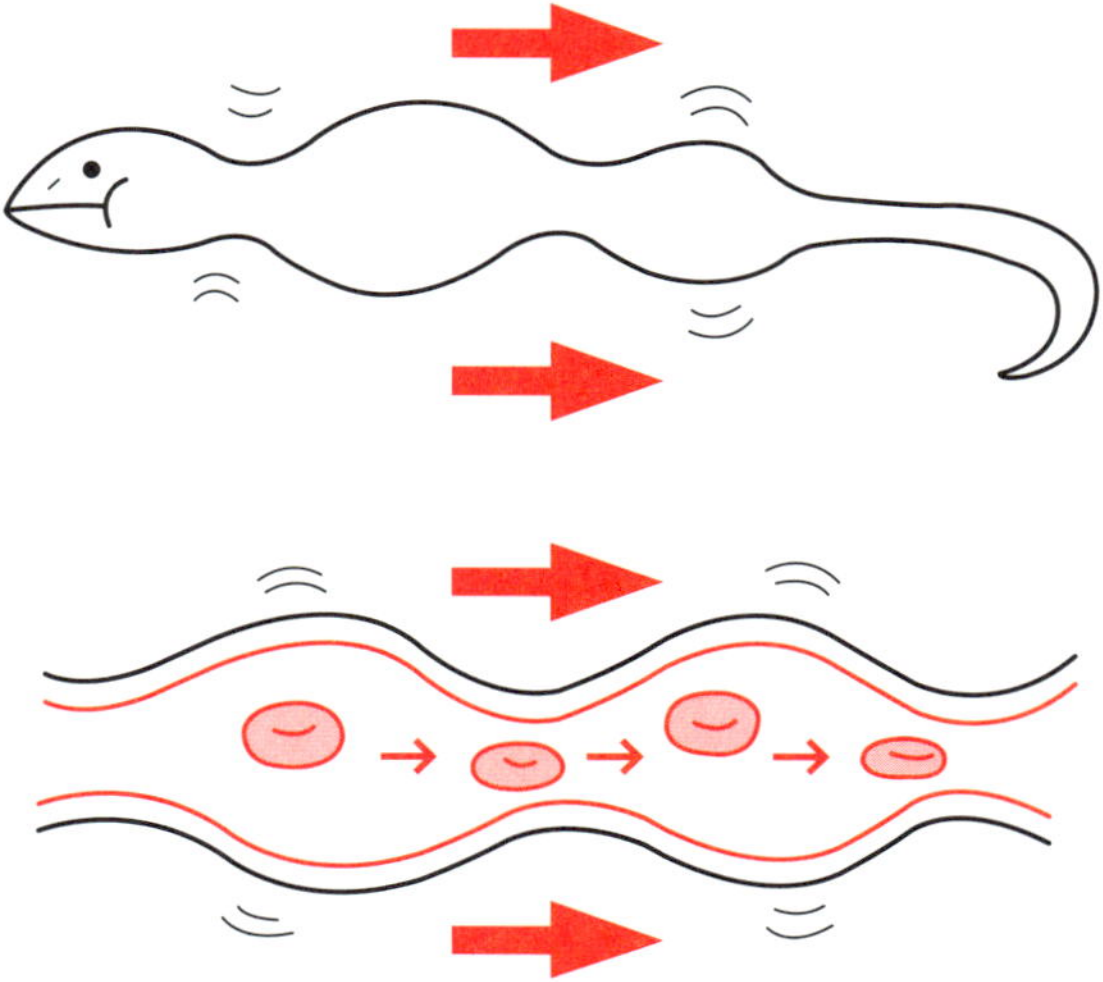

卵を呑み込んだ蛇のように、血管が収縮しながら血液を先へと送り込んでいる。

04

高血圧の基準が変わる!? 130㎜Hg以上は「治療が必要」に?

❗アメリカではすでに130㎜Hg以上は高血圧!

「血圧、130を超えたら要注意」は、テレビコマーシャルでお馴染《なじ》みになったフレーズです。日本高血圧学会が発行している『高血圧治療ガイドライン』では、**「収縮期血圧(上の血圧)140㎜Hg以上、または拡張期血圧(下の血圧)90㎜Hg以上、もしくは両方の場合」を高血圧と定めています。**

「130㎜Hg以上、140㎜Hg未満(130～139)」は「正常高値血圧」として、「正常」の範囲とされてきました。しかし、この基準値が改定されることとなりそうです。

きっかけとなったのは、アメリカ国立衛生研究所が行なった「SPRINT」と呼ばれる5年近くにわたる大規模な試験でした(2015年終了)。

この試験は、収縮期血圧が１６０㎜Ｈｇ以上の９２５０人の高血圧患者をふたつのグループに分け、片方は１４０㎜Ｈｇを目標に、もう一方は１２０㎜Ｈｇまで目標を下げて治療を行なう、という内容でした。

従来は、高血圧の基準値１４０㎜Ｈｇまで下げれば十分と考えられてきましたが、**この試験結果は、１２０㎜Ｈｇまで下げたグループの死亡率が格段に低かったことを示していました**。

この結果を受けて、アメリカでは２０１７年11月に「収縮期血圧１３０㎜Ｈｇ以上は高血圧」と、診断基準が書き換えられました。

その後、日本でもアメリカに倣《なら》って基準値を改定する案が検討され、「正常高値血圧」の名称を、「高値血圧」と変更し、降圧目標を１３０㎜Ｈｇ未満に改定する予定です。「正常」ではなく、「治療が必要」という解釈になります。

今まで１４０㎜Ｈｇ未満だから大丈夫と思っていた人は、一度お医者さんに診てもらってください。

日本の成人における高血圧の診断基準

（2019年3月現在）

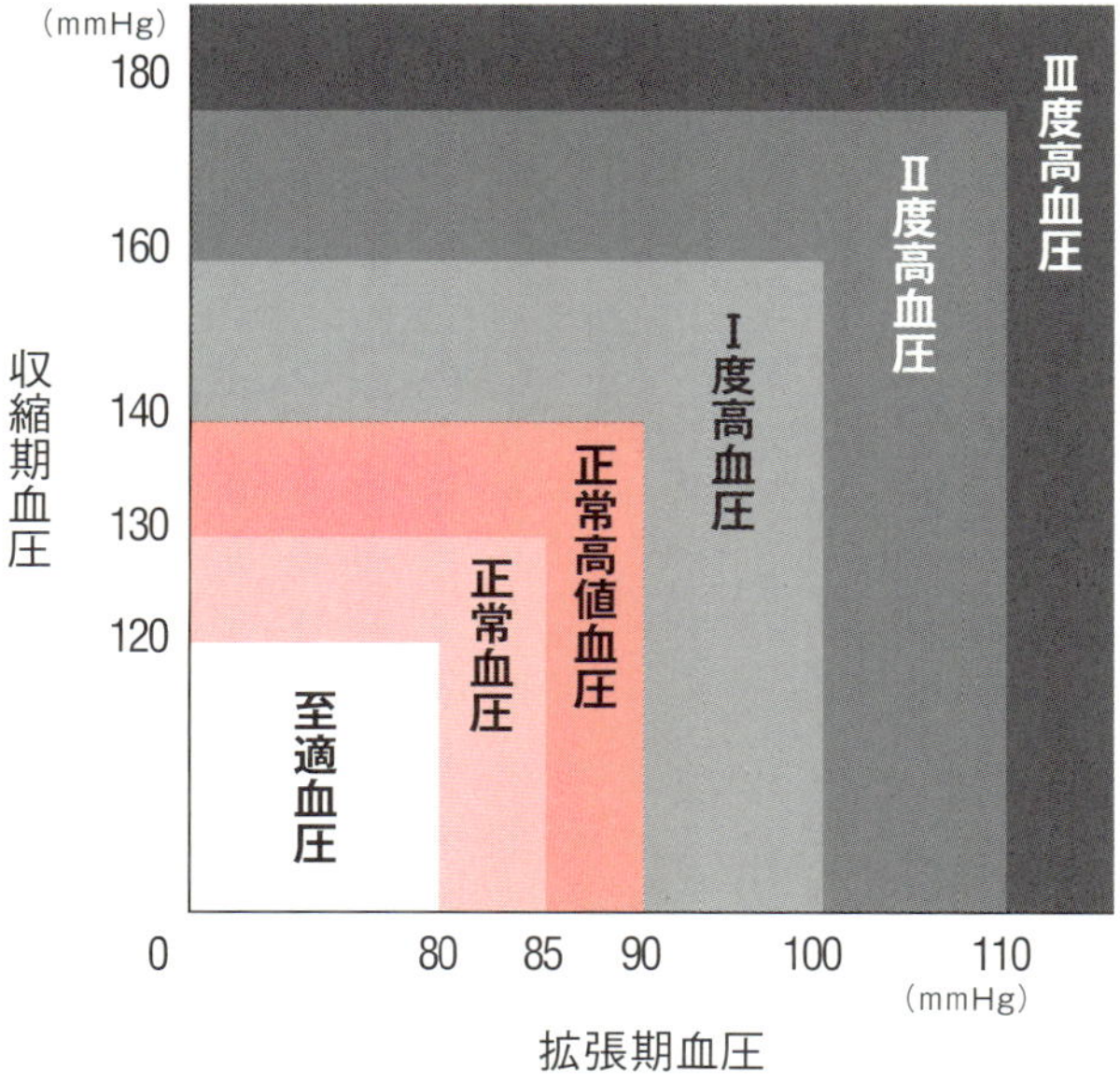

出典：『高血圧治療ガイドライン2014』（日本高血圧学会）
高血圧は、その血圧の高さによってⅠ～Ⅲにわけられている。2019年4月以降に発行される『高血圧治療ガイドライン』では120mmHg～129mmHgを「正常高値血圧」、130mmHg～139mmHgを「高値血圧」に変更する予定。

05

血圧は刻一刻と変化している。安静時の血圧が正常でも、油断は禁物

？ほかの時間帯に跳ね上がっていませんか？

健康診断で測った収縮期血圧が正常でも、安心してはいけません。血圧は刻一刻と変化しています。**健康診断で測った血圧が、たまたま低かっただけで、実は一日のうちの大半が基準値を超えている可能性もあるのです。**

たとえば、電車に乗り遅れそうになって駅の階段を駆け上がったとします。飛び乗った電車のなかでは、息が上がり脈は強く打っていますね。このように激しい運動をすると、血圧は一気に跳ね上がります。

また、上司や先生の前に出ると、緊張してしまう人もいるでしょう。部下の失敗に腹を立て、思わず怒鳴ってしまう人もいるかもしれません。**このような**

ストレスも血圧上昇の要因となります。

逆に睡眠中、血圧は低く安定します。気の置けない人とおしゃべりを楽しんだり、お茶を飲んでリラックスしたりするときも血圧は下がっています。

健康診断でわかるのは、ベースとなる安静時の血圧だけです。いくら安静時の血圧が低くても、仕事に追われて長時間の緊張状態が続けば、血管にかかる負担は高くなります。これを**「職場高血圧」**と呼びます。また、本来は血圧が低くなって、血管が休息を取っているはずの就寝時に血圧が上がってしまう人もいます。これを**「夜間高血圧」**と呼んでいます。

このような一時的な高血圧は、気がつきにくいものです。しかも、**一時的な高血圧が慢性化すると血管がダメージを受けて、安静時の血圧も次第に高くなっていきます。**最近は健康管理ができる腕時計型のデバイスが販売されています。なかには一日の血圧を記録しておけるものもあります。こうした商品を使って、自分の血圧の状態を知るのも一案です。

血圧を上下させる要因

血圧を上げる行動

起床時

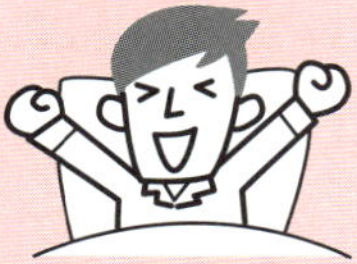

興奮時

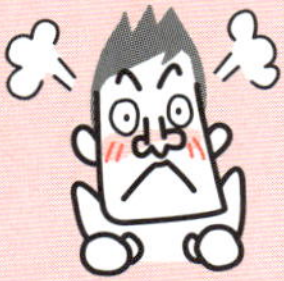

会議や面談

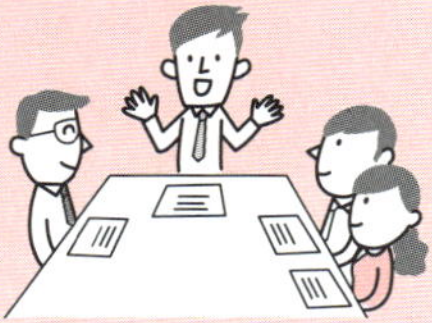

忙しい仕事

トイレで大便

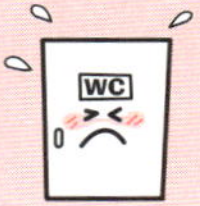

血圧を下げる行動

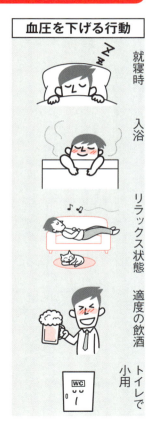

就寝時

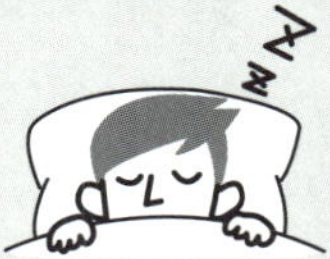

入浴

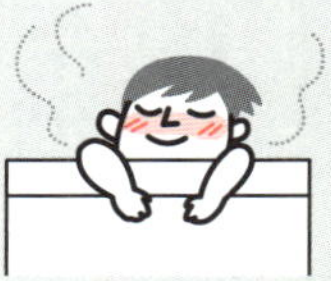

リラックス状態

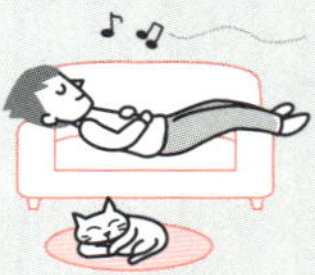

適度の飲酒

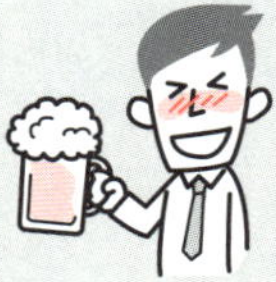

トイレで小用

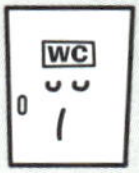

06

実は重要なのが「家庭血圧」。いざ医者にかかるときの貴重な資料になる

❶ 朝食前に、リラックスして2度測るのがコツ

高血圧の判定の基準となる安静時の血圧は、正確に把握する必要があります。**年に1回の健康診断は、目安にはなっても正確な状況把握は期待できません。**

そこで注目されているのが、毎日、自宅で自分で測る**「家庭血圧」**です。『高血圧治療ガイドライン』にも、家庭血圧を重視するように書かれています。

なぜなら、医者や看護師の前では、緊張して血圧が高めに出ることがあるからです。これを**「白衣高血圧」**と呼びます。

重要なのは、測ったらきちんと記録しておくこと。医者にかかるときに貴重な資料となり、治療の効果を高めることができます。

血圧を正しく計測するための注意点は、以下の3つです。

◉血圧計は上腕を差し込むタイプか、カフを巻くタイプがいい

血圧計はいくつかのタイプが販売されていますが、上腕を差し込むタイプか、上腕にカフを巻くタイプがおすすめです。血圧は、座った状態で心臓の高さで測るのが基本だからです。指先で測るクリップ型は、その点で安定しません。

◉朝食前に測る

朝起きた直後は血圧が一時的に、ポンと高くなります。トイレに行き、ゆったりと気持ちが落ち着いた頃が血圧を測るのに適したタイミングです。食事をとると血圧が上がりますので、朝食の前がベストといえます。

◉2度測って、2度目を記録する

「白衣高血圧」のように、自分で測っても1度目は高く出ることがあります。落ち着いて2度測り、2度目を記録するようにしましょう。納得がいかない、と何度も測る人がいますが、興奮してどんどん高くなるだけです！　2回だけにしておきましょう。

07

あなたは!?　日本人に一番多い塩分とりすぎの「パンパン型高血圧」とは

！血液の量が増えるパンパン型高血圧が一番多い！

血圧の正体がわかったところで、血圧が高くなる理由について見てみましょう。わかりやすくするために、水（＝血液）とホース（＝血管）の関係で説明をします。

水道の蛇口にホースをつないで水を流しています。そのとき、急に蛇口を大きく開いて出す水の量を増やしたと想像してください。ホースがパンパンに膨らむほど大量の水が流れると、ホースの内側にかかる水圧が高くなりますね。これと同様に、血液の量が増えると血圧が高くなるのです。

では、どんなときに血液の量が増えるのでしょうか。

一番の原因は塩分のとりすぎです。塩分が多い食事を続けると、血液中の塩

パンパン型高血圧

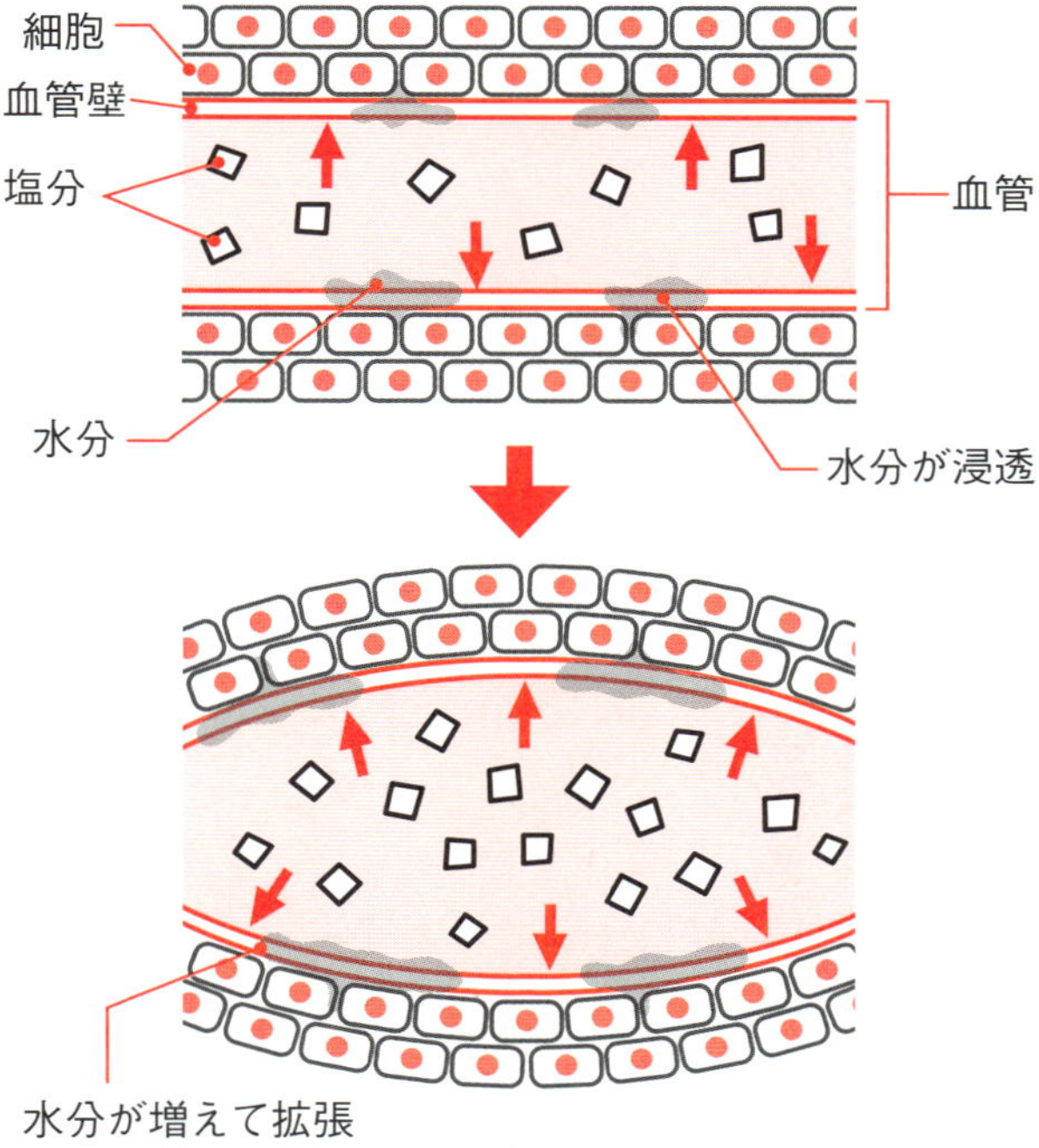

血液中の塩分濃度が高くなると、体内の水分を血液中に取り込んで濃度を下げるため、血液量が増えて血管がパンパンになり、血圧が上がる。

分濃度が高くなります。塩分濃度が高い血液は、体を健康に保つホルモンなどの働きを阻害します。その状況を改善するためには、体内の水分を血管に取り込んで血液を薄めなければなりません。その結果、血液の量が増えて血圧が上がるのです。

これが日本人の高血圧で最も多いタイプで、「パンパン型高血圧」と呼ばれています。

もうひとつ、ホースの水圧が上がる原因があります。

子どもがいたずらをして、長いホースの途中を踏んだとします。すると水の流れが悪くなって、蛇口に近いホースの水圧が上がりますね。これと似た状況が血管に起こると、血圧が上昇する原因となります。

具体的には、動脈硬化がこれにあたります。**動脈硬化になると、血管の内壁についた傷に脂肪が入り込んで瘤《こぶ》ができます。**瘤ができると動脈の内腔《ないくう》が狭くなって血流が滞《とどこお》り、血圧が上がってしまうのです。医学的には「末梢《まっしょう》血管抵抗が高い」と表現します。動脈硬化に関しては、第6章で詳しく解説します。

08

やっぱり肥満は血圧を上げる。10キロ減量で22㎜Hgの減圧も！

！そして見た目の魅力は倍増！

血圧が高くなる原因として気をつけたいのが、肥満です。

肥満とは、脂肪組織に中性脂肪が過剰に溜まる状態をいいます。代表的な中性脂肪には、「皮下脂肪」と「内臓脂肪」があり、主に内臓脂肪が肥満の原因となります。いわゆる、〝ぽっこりお腹〟のことです。

肥満になると、増えた中性脂肪の分だけ体の体積も増えます。すると、毛細血管もその分、伸延します。心臓は、さらに長くなった血管の末端にまで血液を送るために、今までより強い力で血液を押し出さなければなりません。その結果、血圧が高くなるのです。

心臓が日々大量の血液を送るべく頑張ることで、別の障害も発生します。目いっぱいに頑張ることが一種の筋トレとなり、心臓の筋肉が厚くなるのです。これを「心肥大《しんひだい》」といいます。

筋肉が厚くなった心臓を動かすためには、さらに大きなエネルギーを必要とします。激しく心臓を動かすことを繰り返すうちにポンピング力が弱まり、心不全などの発作の原因となるわけです。

内臓脂肪が蓄積されると、アディポカインという物質が分泌され、血管がギュッと収縮することで、血圧が高くなります。

東京都健康長寿医療センター顧問の桑島巖《くわじまいわお》先生は、著書のなかで、4・5キロの減量から血圧が下がり始め、以降、**体重が1キロ減るごとに4㎜Hgずつ下がる**と述べています。

仮に10キロ体重が減れば、22㎜Hgの減圧が期待できるわけです。

BMI値の出し方

BMI ＝ 体重（kg） ÷ 身長（m） ÷ 身長（m）

BMI	評価	糖尿病の危険性
18.5未満	やせ	
22	標準	
18.5〜25未満	ふつう	
25〜30未満	肥満度1	
30〜35未満	肥満度2	
35〜40未満	肥満度3	
40以上	肥満度4	

BMI値とは、体重と身長から算出される、肥満度を表す体格指数のこと。
たとえば体重80kgで身長175cmの人なら、BMIは、
80÷1.75÷1.75＝26.12となり、肥満度1となる。

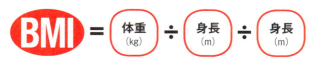

09

腎臓が衰えても血圧は上昇する

! 腎臓には無数の毛細血管が集まり、血圧に影響する

腎臓は血圧と関係の深い臓器です。腎臓は血液が運んできた老廃物を濾《こ》して尿を作る働きをしています。腎臓には無数の毛細血管が集まっているのです。**腎臓が機能障害を起こすと、毛細血管があちこちで詰まったり切れたりを繰り返します。**その結果、血流が滞り、血圧が高くなるのです。

また、腎臓にはレニンという物質を分泌する働きもあります。レニンは血液中にナトリウム（塩分）を溜め込むシステムに寄与しています。

34ページで解説したように、生命を維持するホルモンは一定の塩分濃度で正しく機能します。血液の塩分濃度が低くなりすぎたときに、腎臓からレニンが分泌される仕組みになっているのです。

ところが、腎臓が機能障害を起こすと、必要がない状態でもレニンを分泌してしまいます。すると、血液の塩分濃度が上がり、塩分をとりすぎたのと同様、「パンパン型高血圧」になってしまいます。

また、レニンが分泌されて作用する過程で、アンジオテンシンⅡという物質が生まれます。アンジオテンシンⅡは、強い末梢血管収縮作用を有することが知られています。アンジオテンシンⅡが多くなると血管が外側から締めつけられ、その結果、血圧が高くなります。**これを「ギュウギュウ型高血圧」と呼んでいます。**

このふたつの理由で、腎臓が不調になると、さまざまな要素から血圧の上昇を招くことになるのです。

腎臓病は、糖尿病の合併症で起こることが多い病気です。血糖値が高くなると腎臓の毛細血管が詰まり、次第に機能が衰えていくのです。これを糖尿病性腎症と呼んでいます。高血圧、糖尿病、腎臓病は、お互いに影響を与え合う〝悪友〟といえます。

10

冬場は、ここに気をつけよう。薬をやめるなら、夏場がチャンス

❗ 寒い日は部屋を暖かくしてリラックスしよう

気温や体温も、血圧と密接に関係しています。**冬の寒い日は、体内の熱が外へ逃げるのを防ぐために交感神経が働いて、血管を収縮させます。**すると血管が細くなり、血圧が上がります。脳梗塞《こうそく》や脳出血の発作が冬に多いのは、このためです。逆に暖かいときは、副交感神経が優勢になって血管が拡張して太くなるために血圧が下がります。冬の寒さは痩《や》せ我慢するよりも、部屋を暖かくしてリラックスするほうが血圧は低く安定するといえます。

降圧剤を飲んでいて、いつか薬をやめたいと考えている人は、夏場がチャンス。もちろん体重を減らすなど、事前の準備は必要ですが、薬をやめることは可能です。主治医に相談して薬の調整にチャレンジしてみてください。

11

収縮期血圧130㎜Hgまでなら、薬に頼らず改善できる!

? 130㎜Hg以上の場合はどうする?

さらに薬についてお話ししておきましょう。薬を服用せずに血圧を下げたい、という人がとても多いのです。

もし、収縮期血圧が160㎜Hg以上、あるいは拡張期血圧が100㎜Hg以上の場合は薬の力を借りて、ある程度まで下げるのがいいでしょう。ここまで血圧が高い状態にあると、腎臓、網膜、神経などに障害が発生するリスクが高いからです。

しかし、薬を飲んで血圧が下がったからといって、安心してはいけません。見かけ上の血圧は下がっても、血管の中の状態が改善したわけではないからです。血管障害のリスクは続いているのです。薬を飲みながら生活習慣の改善に努める必要があります。

一方、収縮期血圧が130㎜Hgくらいなら、薬に頼らないほうがいいでしょう。薬に期待できる効果も限定的だからです。ただし、収縮期血圧が131〜159㎜Hgの人は、一度お医者さんに相談してみてください。

また、薬を飲む習慣がつくと、どうしてもそれに頼りがちになってしまいます。薬を飲むよりも、食事や生活全般を見直し、肥満を解消するほうが健康的な改善といえるでしょう。

「薬は一生、飲み続けなければいけない」と考えている人がいますが、それは誤りです。高血圧はちょっとした努力で改善させることができる病気です。徐々に薬を減らしていき、**最終的には、薬を用いなくても血圧が安定することを目標にしてください**。目標があると、やる気も起きるはずです。

ただし、薬に関しては主治医と相談するのが鉄則です。自分の判断で薬を減らしたり、やめたりしてはいけません。

12

親の高血圧は遺伝する、しない? どっち?

!「二次性高血圧」の場合は、速やかに専門医に相談を

高血圧について遺伝を心配する人が多くいます。両親はじめ親族に高血圧の人が多いので、自分も高血圧になるのでは? と心配しているのです。

結論からいうと、高血圧は遺伝因子が関連すると考えられています。両親の一方が高血圧なら30%、両方なら50%の確率で高血圧になるというデータがあります。しかし、この子どもたちは食事などの生活習慣を両親と共有して育ってきたわけです。遺伝のために血圧が高くなったのか、親と同じような生活習慣が二次的に影響したのかは、判断しづらいところです。

現代医療では、遺伝因子よりも生活習慣の影響が大きいと考えられています。

つまり、たとえ親の高血圧の遺伝因子を受け継いでいたとしても、あきらめず

に正しい生活習慣を実践すれば、高血圧にはならない可能性が高いといえるのです。

ここまでは生活習慣に関連した高血圧の話をしてきましたが、実は生まれつきの病気で高血圧を発症する人がいます。これを「二次性高血圧」と呼びます。二次性高血圧は日本人全体の4%ほどで、原因には腎臓病やホルモン異常などが挙げられます。**このタイプの高血圧は原因がまったく違うので、いくら塩分を控え肥満を解消しても、改善は期待できません。**

食生活に問題がなく、定期的に運動もしているのに血圧が高いという人は、すぐに専門医に相談することをおすすめします。早めに治療を始めないと、高血圧による恐ろしい合併症を起こす危険性があります。原因は違っても、重篤《じゅうとく》な病気のリスクと隣り合わせであることは変わりません。

また、胎児期、小児期の生活環境が、成人になってからの血圧に大きく影響してきます。母親の低栄養は「若年性高血圧」の原因となりますので、妊娠期の女性は栄養に注意を払う必要があります。

13

早わかり！生活習慣に関する高血圧の原因と対策

！減塩、糖質カットで、一挙に撃退！

ここまで、高血圧になるさまざまな原因について見てきました。簡単におさらいをして、対策についてまとめておきましょう。

◉塩分のとりすぎによる「パンパン型高血圧」

塩分の多い食事を続けていると、血液の量が増えて血圧が上がります。塩分を控えめにした減塩食生活を心がけたいものです。また、塩分を尿として排出してくれる「脱塩効果がある食材」をとることも有効です。外食が多い人は塩分コントロールが難しいと思いがちですが、第2章で、ズボラな人でも面白いほど簡単に脱塩できる食材を公開します。ご期待ください！

◉肥満による高血圧

内臓脂肪が溜まって末梢血管が増え、心臓の負担が増加することで血圧が上昇します。また、内蔵脂肪が増えれば、血管が収縮する物質が放出され、血圧が上がってしまいます。減塩に加えて、太らない食事法をマスターし、適切な体重を目指して食事と運動の両輪でダイエットを成功させましょう。

◉ストレスによる高血圧

ストレスを感じると交感神経が働き、アドレナリンなどの興奮ホルモンを分泌します。その結果、血管が収縮して血圧が高くなります。仕事中に血圧が上がる「職場高血圧」、睡眠時に血圧が下がらない「夜間高血圧」は、ストレスが原因であることが多ので、ぜひ第4章を参考にしてください。

◉糖尿病の合併症による高血圧

血糖値が高くなると血液がドロドロになり、血流が悪くなります。また、高血糖は腎機能に障害を与え、間接的に血圧を上昇させます。糖質を控えた食事と運動で、糖尿病と高血圧をまとめて改善しましょう。

第2章

知るだけで簡単に味覚は変わる！ 超快適！ 減塩テクニック

14

日本人はまだまだ塩分とりすぎ！世界基準はどのくらい？

！1955年は17グラムを超えていた！

あなたは一日に何グラムの塩分をとっていますか？

突然、そう聞かれても答えようがありませんね。**厚生労働省は、日本人の一日の平均塩分摂取量を約10グラムと発表しています。**見た目でいうと、小さじ約2杯分です。塩分摂取量は社会情勢の変化に大きな影響を受けて、めまぐるしく変化してきました。

１９５５年頃、日本人は一日に17グラム以上もの塩分をとっていました。これは世界的に見ても、例がないほどに高い値だといわれています。**その結果、脳卒中で亡くなる人の数がとても多かったのです。**

日本人の塩分摂取量が多かった理由は、魚や肉、魚卵、野菜を塩漬けにして

日本人の脳卒中の死亡率

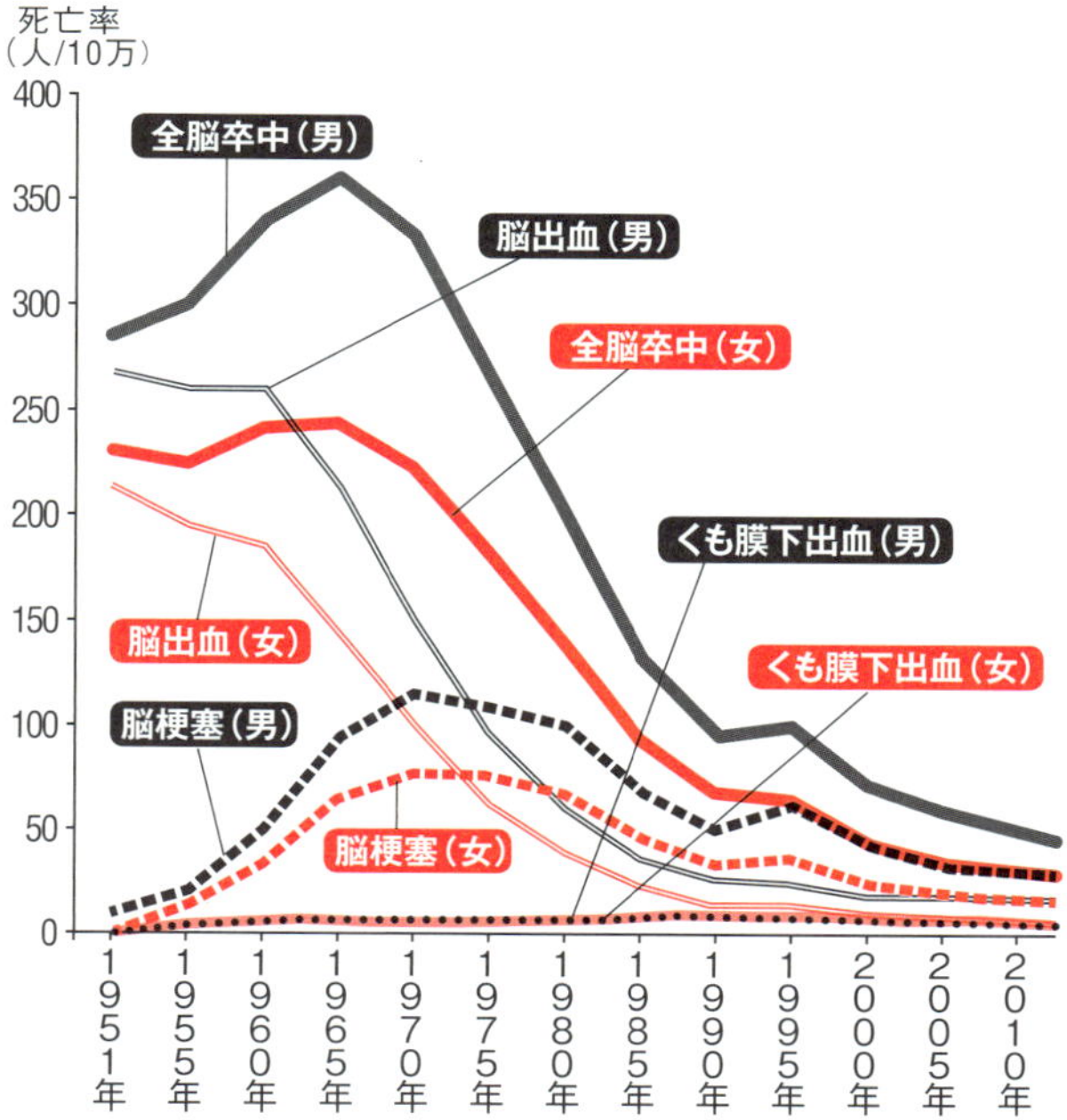

出典:「国内外の脳卒中の推移」(日本循環器病予防学会)

保存食としたためと考えられます。また、しょうゆ、味噌など塩分の多い伝統的調味料を多く用いていたせいもあるでしょう。和食はユネスコの無形文化遺産に登録されましたが、そのルーツは決して完全にヘルシーとはいえないのです。

１９５０年代後半から冷蔵庫が一般家庭に普及し、１９８０年代から洋食文化が一般的になると、塩分摂取量は急激に減少していきます。１９８７年には11・7グラムにまで減少しました。

ところが、その頃から女性の社会進出にともなってインスタント食品や外食が増え、塩分摂取量は再び上昇。しかし、１９９０年代後半から健康志向が注目を浴びると、また減少傾向となり、現在に至っています。

日本人の10グラムという数値は、ほぼ世界の平均と同じです。**しかし、アメリカ9・1グラム、イギリス9・2グラム、フランス9・6グラムといった欧米諸国と比べると、やや多いといえます。**しかも彼らのほうが体が大きい。ちなみに、タイ、韓国、中国など、アジアの国々は12グラムを超えています。

日本人の塩分摂取量（1人1日あたり）

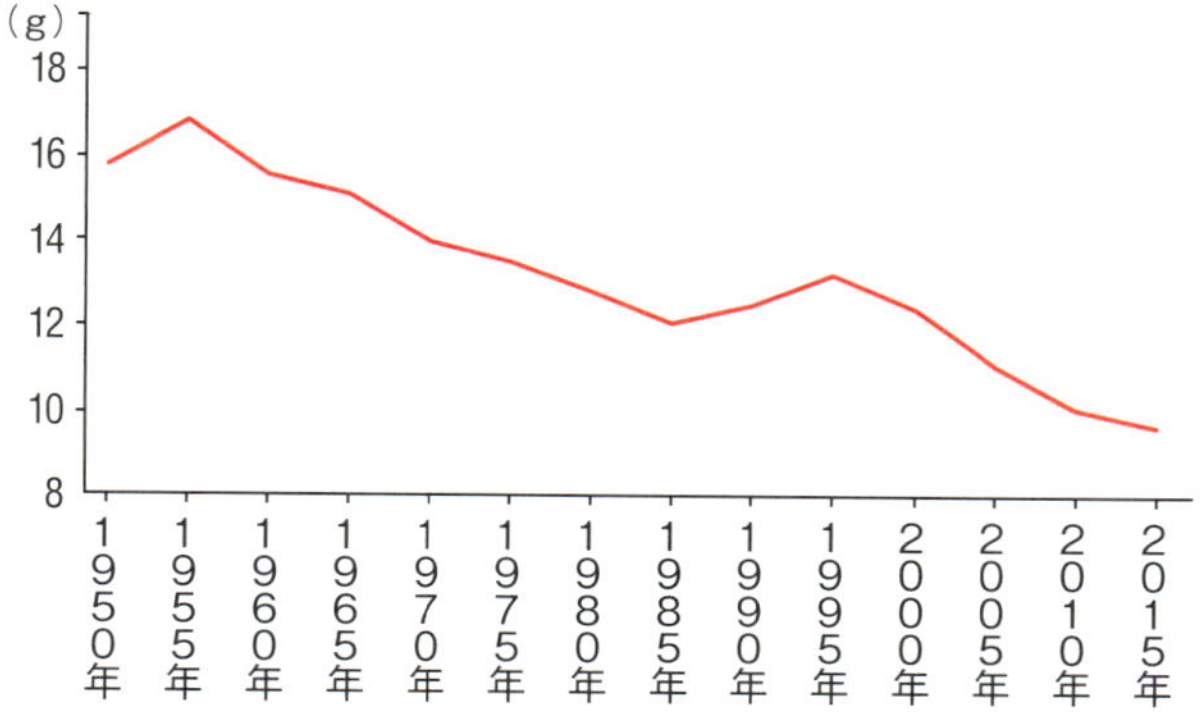

1975年以降は「国民健康・栄養調査」（厚生労働省）より。
1974年以前は味噌、しょうゆ、漬物、塩干魚、小麦製品の消費量動向から求めた当図録推計値。
参考資料:「国民健康・栄養調査」「食糧需給表」「改訂日本農業基礎統計」

15

たとえば、一般的なこの食事で、これだけの塩が!

❗厚労省の目標値は6グラム。その差10グラム以上!

厚生労働省は、「一日の塩分摂取量の目標値を6グラム」に設定しています。

現状が約10グラムですから、4割減ということになります。なお、世界保健機関(WHO)が設定した目標値は、さらに低い5グラムです。

しかし、現状の10グラムというのは、あくまでも日本人の平均値です。実際に自分が何グラムの塩分をとっているか知らなければ、どれだけ減らせばいいのかわかりませんね。簡単な食事モデルを使って一日あたりの塩分摂取量をシミュレーションしてみましょう。

30代のAさん(独身)は、朝食以外は外食ですますことが多いそうです。ある日の食事メニューを聞いてみました。

Aさんのある日の食事

朝　　食	塩分量(g)
ハム3枚(50g)	1.25
卵1個(60g)	0
8枚切り食パン1枚(50g)	0.65
バター1かけら(10g)	0.15
牛乳コップ1杯(200cc)	0.2
昼　　食	**塩分量(g)**
ラーメン(あっさり)	7.5
夕　　食	**塩分量(g)**
デミ煮込みハンバーグ	5.1
シーザーサラダ	0
4種チーズのシーザードレッシング	1.7
ビール(中瓶 500mℓ)	0
合　　計	**16.55**

朝食……ハムエッグ、トースト、バター、牛乳
昼食……天下一品の「ラーメン（あっさり）」
夕食……デニーズの「デミ煮込みハンバーグ」、シーザーサラダ〜4種チーズのシーザードレッシング、ビール（中瓶500ミリリットル）

ごく一般的な食事に思えますね。さっそく、塩分量を合計してみると……、なんと16・55グラム！　厚生労働省の目標値を10グラム以上も上回っていました。それどころか、1960年代の平均値よりも高い数字になっています。**こんな食事を続けていたら、10年後には高血圧になることは間違いなさそうです。**

Aさんは外食が多い食生活ですが、塩分が多いのはそれがすべての理由ではありません。自炊をしている人でも、知らず知らずのうちに塩分過多の生活になっているものです。最近は、メニューに塩分量を表示している飲食店も増えています。これを機に、一度、食事の塩分量をチェックしてみてください。

16

しょうゆ、味噌、うどん、たらこの塩分はどれだけ?

うっかりすると、塩分摂取量は急上昇!

Aさんの結果を見て、「私もヤバいかも……」と感じた人もいるでしょう。

続いて、身近な食品と調味料に含まれる塩分量をチェックしてみます。

57ページの表をご覧ください。**まず、驚くのが「食塩大さじ一杯 18グラム」という数字ではないでしょうか。**当然といえば当然ですが、18グラムといえば、厚生労働省の目標値3日分です。胸に手を当ててよくよく思い起こしてみれば、野菜炒めなどに大さじ2分の1くらいの食卓塩を使っていませんか? これはさっそく見直す必要がありそうです。

「しょうゆ大さじ一杯 2・6グラム」も軽視できません。**冷奴、刺身、おひ**

たし、納豆、大根おろし、焼き魚、炒め物、シュウマイ、ギョウザなど、しょうゆがつきものの食品はたくさんあります。それらすべてに、大さじ2分の1ずつかけるだけで、かなりの塩分になります。

また、煮物を作るときに、大さじ2杯程度のしょうゆを使うという人も多いはずです。野菜や魚は、ヘルシー万歳！　と声高に推奨できますが、煮物となると急にトーンが下がります。

味噌も、しょうゆとほぼ同量の塩分を含んでいます。

味噌汁の濃度は家庭によって違うので、一概に比べることはできません。そこでマルコメの「料亭の味　あおさみそ汁」の塩分量を調べてみると、一食あたり2・1グラムとなっていました。

もし、味噌汁を一日に2杯飲めば、それだけで4・2グラムです。一日の総塩分量を6グラムに抑えるのは厳しくなります。

そのほか、魚の西京《さいきょう》漬け、肉の味噌漬け、牡蠣《かき》鍋など、味噌をたっぷりと使う日本食にも注意したいものです。

身近な食品と調味料に含まれる塩分量

分類	調味料名・食品名	量の目安	塩分量
調味料	食塩	大さじ1	18.0g
	しょうゆ	大さじ1	2.6g
	味噌	大さじ1	2.4g
	トマトケチャップ	大さじ1	0.5g
	マヨネーズ	大さじ1	0.2g
	ブイヨン	大さじ1	2.3g
	ポン酢しょうゆ	大さじ1	1.5g
	中濃ソース	大さじ1	1.0g
	麺つゆストレート	大さじ1	0.5g
パン・麺類	食パン	100g	1.3g
	うどん（生麺）	100g	2.5g
	うどん（乾麺）	100g	4.3g
	そば（生麺）	100g	0g
	そば（乾麺）	100g	2.2g
	中華麺	100g	1.0g
	スパゲティ	100g	0g
水産（練り製品）	はんぺん	100g	1.5g
	さつま揚げ	100g	1.9g
魚（塩蔵品）	たらこ	100g	4.6g
	新巻鮭	100g	3.0g
漬物	たくあん（塩押し）	100g	4.3g
肉の加工品	ロースハム	100g	2.5g
	ウインナー	100g	1.9g
乳製品	プロセスチーズ	100g	2.8g
	カマンベールチーズ	100g	2.0g
菓子類	ポテトチップス	100g	1.0g

参考資料：「日本食品標準成分表2015」（文部科学省科学技術学術審議会資源調査分科会）

一方でトマトケチャップ、マヨネーズ、中濃ソースなど、洋風の調味料は意外と塩分が少ないことがわかります。欧米の人と日本人の塩分摂取量に差があるのは、このためかもしれません。

うどん、そばの乾麺に塩分が多いのも目を引きます。これは製造過程で、どうしても塩を多く使う必要があるからだそうです。そばの生麺は塩分ゼロですから、生麺を選ぶようにすれば減塩につながります。

その点、スパゲティの塩分ゼロも優秀です。ただし、ゆでるときに塩を入れると麺が吸いますので、塩ゆではやめましょう。ソースの味つけがしっかりしていれば、塩なしでゆでても美味しくいただけます。

たらこ、新巻鮭、たくあんなど和食の加工品は、軒並み高塩分です。これらを日常的に食べていれば、間違いなく血圧が上がりますね。

食材に含まれる塩分に関する知識を身につけて、毎日の食事をちょっと気にするだけで、自然と塩分摂取量は下がっていくはずです。

17

天然塩に換えるだけのズボラ・ワザで25%もカット達成!

ミネラルもたっぷりと補給できる♪

毎日の塩分を丸ごと一気にカットする秘策はありません。ただコツコツと減らしていき、トータルで4割カットするなら割とラクにできます。

最初のターゲットは、食塩です。

食塩には「天然塩」と「精製塩」があります。

「天然塩」は、海水を干して作る「天日塩《てんぴじお》」、地中から採取する「岩塩」、海水湖から採る「湖塩」の3種類に分けられ、現在、どれも広く流通しています。

かつてはすべてが天然塩でしたが、市場拡大に対応できなかったために、工業的に純度の高い塩化ナトリウム（食塩）を作るようになりました。それが「精製塩」です。高血圧の人が避けるべきは、この純度の高いほうの食塩です。

赤いキャップの**「食卓塩」**の成分表を見ると、「100グラムあたり食塩相当量99・0グラム」となっています。つまり、極めて純度が高い塩ということです。

一方、沖縄県産の天然塩「ぬちまーす」の成分表を見ると、塩化ナトリウムのほかに、カルシウム、マグネシウム、カリウム、鉄など、21種類ものミネラルが含まれています。これらのミネラルのなかには、体から塩分を排出する脱塩をはじめ、細胞の働きを正常に保ち、筋肉の働きを助けるなど、健康維持のためにさまざまな効果がある物質が含まれています。

そして、注目の食塩相当量は73・34グラムとなっていました。ということは、**天然塩に換えるだけで、25%以上の塩分をカットできるわけです**。なんの努力もせずに4分の1も塩分を減らし、健康にもいい多様なミネラルを補給できるのですから、乗らない手はありませんね。

天然塩には沖縄の天日塩のほかに、ヒマラヤの岩塩、モンゴルの湖塩など、国際色豊かな商品があります。好みの天然塩を探すのも楽しそうです。

18

スパイスたっぷりのズボラ・ワザで、減塩&認知症の予防も!

! インド人は塩分摂取が少なく、認知症も少ない!

食塩の代用としておすすめしたいのが、スパイスです。

人類は古代エジプトの時代から植物が持つ健康作用に注目し、薬として用いてきました。**中国の漢方薬は、スパイスを医学的に活用した好例といえます。**

馴染みの深いところでは、コショウの消化吸収促進、しょうがやトウガラシの脂肪燃焼効果、ニンニクの抗酸化作用などが挙げられます。近年、ターメリック(ウコン)の肝機能向上効果も広く知られるようになりました。

健康にいいスパイスを有効に使えば、塩分が少なくても味の満足度はアップします。

たとえば、野菜炒めにオレガノ、タイム、ローズマリーを使うとイタリアンになります。また、ターメリック、ニンニク、クローブを利かせるとインド風になります。そのほか、中華風、メキシカンなど、工夫次第です。

それぞれのスパイスをブレンドする楽しさもありますが、ズボラな方は手軽なミックススパイスを楽しみましょう。イタリアンミックス、カレーミックスなど、便利な商品が手に入ります。

ちなみにスパイス王国といえば、なんといってもインドです。世界のスパイス生産量の約50％を占めるというのですから、驚きです。

そのインドの人たちには、認知症が少ないという興味深い研究結果が話題になっています。その理由は、ターメリックを日常的にとっているからだそう。そう、あの黄色いカレーは、血管にとって黄金の価値があるのです。

また、塩分摂取量の国際比較でも、インドは9・4グラムとアジア諸国のなかでは最も低い値になっています。インドに学ぶことは多そうです。

スパイスが持つ健康効果

	食欲増進	消化吸収	肝機能向上（解毒）	脂肪燃焼	抗酸化作用	ホルモンバランス
ニンニク		○	○		○	
ショウガ		○		◎	○	
コショウ		◎		○		
トウガラシ		○		◎		
ナツメグ	○				○	
クローブ	○					
シナモン	○					
ターメリック	○	○	◎		○	
サフラン						◎
ローズマリー					○	
フェンネル		○				○
タイム					○	
ゴマ			○		○	
カルダモン		○				

出典:『スパイス活用超健康法』
（川田洋士著、武政三男監修／フォレスト出版）

19

カレー、ミートソース……レトルト食品はここをチェックして賢く選ぼう

❗表示を見て、減塩商品を選ぶだけでOK！

毎日の献立に、レトルト食品やインスタント食品を取り入れている人も多いと思います。かつて「レトルト＝まずい！」という時代もありましたが、近年は企業が巨額の研究費を投じて研究を重ねた成果か、格段に美味しくなりました。レトルト食品を上手に使うことは、賢い食生活に欠かせません。

スーパーのレトルト商品コーナーで「食塩相当量」を調べてみると、興味深いデータを得ることができました。

スパゲティソースでは最も「食塩相当量」が多かったのが、「グルテンフリー　ミートソース」（大潟村あきたこまち生産者協会）で3・1グラム、最小

が「カルボナーラ なめらかチーズ仕立て」（キユーピー）で1・6グラムでした。その差は1・5グラムでした。

同様にレトルトカレーでも、「ゴーゴーカレー」の3・1グラムに対して、「食塩不使用 チキンカレー」（塩ぬき屋）が0・1グラムと大きな差がありました。

もちろん、美味しいものを食べたいところですが、一食あたり3グラム以上の塩分が含まれている商品は、敬遠したほうがいいでしょう。

缶詰ソースやドレッシングも、商品によって「食塩相当量」の違いが明らかでした。買う前に成分表示を確認して、なるべく「食塩相当量」が少ないものを選ぶようにするといいでしょう。

また、ラーメンやカレーなど多くのアイテムに「減塩」を謳《うた》った商品が販売されています。いろいろと試して口に合うものを探すのもおすすめです。

20

見た目も悪い、しょうゆドバドバ。クールなアイデア容器でオシャレに減塩♪

Q ドレッシングの正しい和《あ》え方は？

日本人の塩分摂取量が多い最大の理由は、しょうゆだといわれています。どんな料理にも、ダメ押しのようにしょうゆをドバドバとかける人がいます。「しょうゆをかけると味がまとまる」というのが言い分のようですが、そんなクセがある人はすぐにやめてください。

しょうゆは料理の上からかけないこと！　少量を小皿に出してつけて使うのが塩分をとりすぎないコツです。おひたしやシュウマイなどを食べるときに気をつけてください。

また、テーブルに常時しょうゆ差しを置いておくのも悪い習慣です。ついつい手が出てしまいます。

しょうゆの使いすぎを防いでくれる人気アイデア容器を紹介しましょう。**スプレー式は、しょうゆが霧状に噴射されるタイプで、食材に薄くまんべんなくかかるので、少量でもしっかりとしょうゆの風味を味わえます。**商品によっては、0・1ccずつ噴霧量を調整できる繊細なものもあります。

一滴ずつしょうゆが出るプッシュタイプもあります。こちらのほうが出る量がわかりやすいかもしれませんね。スプレーとプッシュのどちらも使える2ウエイ式も販売されています。

これらのアイデア容器の多くは、デザインにもこだわっています。気に入った商品を見つけるといいでしょう。

ソースやドレッシングも同様です。とんかつにたっぷりとソースをかけている人を見ると、思わず止めたくなってしまいます。ドレッシングも野菜の上からかけると、どうしても多くなりがちです。目分量でかけるのではなく、きちんと大さじ1を計量してかければ、ドレッシングのかけすぎを防ぐことができます。

21

減塩しょうゆなら一気に50％もカット！計量スプーンを使うのが大切！

！オリジナル減塩だししょうゆなら、さらに満足度上昇！

しょうゆ大さじ一杯に2・6グラムの塩分が含まれていることは、すでに紹介しました。老舗《しにせ》のしょうゆメーカーは製造法に強いこだわりがあり、この塩分量を今より少なく調整するのは難しいそうです。

「そうだ、薄口しょうゆにしよう！」と考えた人、残念でした。薄口しょうゆの塩分量は2・9グラムで、濃い口しょうゆより多いのです。

簡単なのは、「減塩しょうゆ」を使うことです。商品によって差はありますが、大さじ一杯あたりの塩分は1・4グラムほどです。単純に考えて、約50％減塩することができます。

減塩しょうゆは、しょうゆを作る際の塩分を半分にカットしたものです。当初は、「おいしくない」と不評でしたが、次第に味のいい商品が開発されるようになりました。

減塩しょうゆは、計量スプーンで計って使用することをおすすめします。味が薄いからといって余分にかけてしまっては、意味がありません。

「減塩だししょうゆ」というジャンルの商品も増えています。メーカーによっては、冷奴用、炒め物用、照り焼き用、煮物用と多彩なラインアップをそろえており、どれも30~50%の減塩を達成しています。

だししょうゆは自分で作ることもできます。かつお節で取っただしとしょうゆを合わせ、柑橘《かんきつ》類などで風味をつければ完成です。分量を工夫すれば、オリジナルを作る楽しさが味わえます。

このとき、市販のだしの素を使うと塩分が増えるので注意してください。そう、だしの素には、塩分が入っているのです!

22

そっとそっとで、あら不思議！確実に成功する味噌汁減塩のコツ①

！だしの素を使いすぎていないか、チェック！

日本人の塩分摂取量が多くなる原因のひとつが味噌汁だといわれています。味噌汁の味の濃さは家庭によって異なります。味噌汁一杯あたり（200cc）の塩分は1〜2・5グラム。一般的な味噌大さじ一杯の塩分量が2・3グラムですから、味の濃い味噌汁で大さじ1相当ということになります。

一日に2杯の味噌汁を飲むと、2〜5グラムの塩分をとることになるので、味の濃さによる違いは約3グラム。これは大きいですね。

味噌汁の味を薄くするには、4つのコツがあります。

ひとつめのコツはスピード。ある実験によると、塩味に対する味覚は慣れによるところが大きいとのこと。味噌の量をいきなり半分に減らすと、「まずい」

「薄い」と必ず不満が出ます。そこで、作戦があります。気がつかない程度に少しずつ味噌を減らしていくのです。**10%ほど減らして3~4日続け、また10%減らします。**これを6~7回ほど繰り返すと、味噌の量は半分にできます。

味噌汁を一気に薄味にすると「まずい」と感じるけれど、徐々に減らすとそう感じないのです。

ふたつめのコツは、だし。味噌汁の盲点はだしの素です。味の素の「ほんだし」の成分表を見ると、「味噌汁一杯分（だしの素1グラム）で、食塩相当量0・4グラム」とあります。少量ですが、毎日の積み重ねを気にするのが大切なコツです。なかにはきちんと計量せずに1グラム以上を使っている人もいるでしょう。**一番いいのは、自分でかつお節からだしを取ることです。多めに作って冷凍しておけば、2~3週間は持つので手間は省けます。**

ちなみに四国でよく使われる、いりこだしに血圧を下げる効果があることがわかってきました。いりこは、いわゆるイワシの煮干しのことです。カルシウムや血液の酸化を防ぐ脂肪酸も含まれています。美味しさも保証します！

23

さらなる秘策は「具」にあり。コツ② 白で40%、減塩味噌で50%カット！

Q 味に満足できて塩分の少ない味噌汁ってある？

味噌汁の塩分を少なくするための3つめのコツは？

答えは、「具を多くする」です。

具が少なくて味も薄いと、病院食のような味気ない味噌汁になってしまいます。しかし、いも、タマネギ、きのこ、ワカメ、ねぎ、豆腐、魚、肉、貝、カニなどを入れて具だくさんにすると、塩味が薄くても気になりません。具材からたっぷりだしも出ますので、だしの素を使わなくてもいいほどに美味しくなります。

満足度が高くて塩分の少ない味噌汁が一番です。どうせなら最高のものをいただきましょう。

「味噌」そのものの塩分もチェックしておきましょう。

57ページの表で「味噌大さじ一杯あたり塩分相当量2・4グラム」と紹介しましたが、これは一般的な赤味噌の値です。これに対して白味噌は同1・5グラムです。白味噌にするだけで塩分は40％カットとなります。

減塩を謳った「減塩味噌」も出回っています。**「減塩」とラベルに入れることができるのは50％以上塩分をカットした商品だけ、と基準が定められています。**したがって、減塩味噌を使えば大さじ一杯あたり、1・2グラムの塩を減らすことが可能になります。

味噌の出番は味噌汁だけではありません。夏のビールのお供に美味しいキュウリや葉しょうがには味噌がつきものですね。そして味噌田楽に、サバの味噌煮、味噌煮込みうどん……！　正しい知識で楽しみましょう。

24

大手外食チェーン店メニューを調べてみた。ラーメン系は一発レッド！

❗ハンバーグやスパゲティは、メニューによる違いが大きい

人は塩が利いたものを食べると「美味しい」と感じます。NHKが放映した特集番組によると、脳の一部が塩を要求するのだそうです。生命維持のためには欠かせない栄養素であることは間違いないので、欲するようにできているのでしょう。

ところで、外食産業はたくさんのお客さんに何度も来店してもらうために、「美味しい」「また食べたい」と思わせることを心がけています。つまり、塩味がしっかりと利いていることが必須なのです。**だから外食は塩分コントロールの大敵といえるのです。**

その代表がラーメンです。塩味が薄いラーメンは、想像しただけで美味しく

大手外食チェーンの主なメニューの塩分相当量

大戸屋	塩分相当量(g)
チキンの味噌かつ定食	7.6
四元豚のロースかつ定食	4.4
せいろそば	2.3
バーミヤン	塩分相当量(g)
担担麺ランチ	9.4
豚肉の生姜焼き	2.7
杵屋	塩分相当量(g)
きつねうどん	5.7
吉野家	塩分相当量(g)
牛丼 (並盛)	2.7
デニーズ	塩分相当量(g)
スクランブルエッグモーニング	1.8
和風ハンバーグ	3.4
完熟トマトソーススパゲティ	3.1
ごろごろお肉のミートソース	8
マクドナルド	塩分相当量(g)
ハンバーガー	1.9
フィレオフィッシュ	1.5

なさそうですよね。

バーミヤンの「担々麺ランチ　9・4グラム」、天下一品の「ラーメン（あっさり）7・5グラム」は、一発レッドカードです。どうしても食べたい人は、スープを残してください。**ラーメンのスープは、塩を溶いたお湯のようなものです。**

意外と優秀なのが、吉野家の「牛丼（並）　2・7グラム」、マクドナルドの「ハンバーガー　1・9グラム」です。ファストフードだからすべてダメ、というわけではなさそうです。

また、デニーズの定番アイテム、スパゲティを見ると、メニューによって大きく塩分量に差があることがわかりました。**「完熟トマトソーススパゲティ　3・1グラム」に対して「ごろごろお肉のミートソース　8グラム」です。**これは興味深いデータといえます。

大手外食チェーンは、塩分量、カロリー、糖質量をメニューごとに公表しています。外食が多い人は、上手に活用したいものです。

25 中華系の定食は全滅。グラタン、ピザは和食より優秀

! 塩分量を公表しているチェーン店なら比較しやすい

外食について、今度は日本高血圧学会などの資料をもとに、一般的な外食メニューをチェックしてみます。

まず気がつくのが、中華系の定食です。**麻婆豆腐《マーボーどうふ》定食、八宝菜定食、しょうが焼き定食は、すべて5・8グラム以上です。**厚生労働省の一日の目標値である6グラムに一発で迫る、要注意メニューといえます。

和食のそば、うどんのつゆについても、ラーメンのスープと同様のことがいえます。温かいかけそばは、つゆを残す。冷たいざるそばは、つけ汁を控えめに使うのがポイントです。

きつねうどんの塩分が5・3グラムと高いのは、甘辛く似たお揚げのせいで

しょう。ただし、58ページで示したように、うどんは製法上、そばよりも塩分が多いことがわかっています。なるべく避けたほうがよいでしょう。**グラタン、ピザ、ハンバーガーなどの洋風メニューは、比較的塩分量が少ないことがわかります。**

和食よりも洋食のほうが、塩分が少ないという傾向はありそうです。

注意したいのは、店によって味つけが違うということです。同じしょうが焼き定食でも、バーミヤンの「豚肉の生姜焼き」は2・7グラムと公表されていて、調査で出てきた一般的な「しょうが焼き定食」の5・8グラムとは3グラム以上の差があります。

味つけが濃くない店を選ぶのも、外食店を利用する場合の知恵といえます。その点でも、メニューの塩分量を公表している大手チェーン店は、比較しやすく使い勝手がいいわけです。

主な外食メニューの塩分含有量

メニュー名	塩分量
ざるそば	3.0g
きつねうどん	5.3g
ラーメン	4.0g
八宝菜定食	7.6g
ギョウザ	1.5g
ピザ	1.2g
ハンバーガー	1.4g
グラタン	2.0g
カツ丼	4.5g
牛丼	2.0g
鉄火丼	2.5g
チャーハン	2.6g
しょうが焼き定食	5.8g
麻婆豆腐定食	6.3g
レバニラ炒め定食	4.4g

参考資料「日本高血圧学会資料」、厚生労働省「高血圧を防ぐ食事」、『五訂増補 外食のカロリーガイド』(女子栄養大学出版部)、『高血圧ならソバより牛丼』桑島 巌(アスコム)

26

効果はいつ出る？ あなたの「食塩感受性」しだい！

塩分のとりすぎで高血圧になる人は50％

ここまで、塩分を減らして「パンパン型高血圧」を撃退する食事のコツを見てきました。

気になるのは、何カ月くらい頑張れば効果が出るのかということです。もしも1年以上も先となったら、長すぎて張り合いが出ませんね。

でも、安心してください。**塩分を一日6グラム前後に抑えることができれば、3カ月ではっきりと成果が得られます。**血圧が下がり始めれば、毎朝、血圧計に腕を差し込むのが楽しみになります。そうなれば、しめたものです。

収縮期血圧120㎜Hgを目指して頑張りましょう。

とはいうものの、実は塩分を減らしたことによる血圧の下り方は、人によって大きな差があります。

少し塩分を減らしただけで血圧が下がる人、言い方を換えれば、塩分をとるとすぐに血圧が上がる人もいて、これを「食塩感受性」と呼びます。

逆に、塩分をとっても血圧が上がらない人を「食塩非感受性」といいます。

日本人の何%が食塩感受性なのかは調査が困難ですが、ある研究では食塩感受性が30%、食塩非感受性が50%と発表しています。

「なんだ、それじゃあ、塩分を減らしても無駄じゃないか!」と怒りたくなるかもしれませんが、ちょっと待ってください。塩分をとりすぎると腎臓のナトリウム調整機能に負担がかかり、その影響で間接的に血圧が上がることがあります。それが残りの20%と考えられます。**つまり、塩分のとりすぎが血圧に影響を与える人と与えない人は、50:50ということになります。**

さらに、非感受性の人のなかには、収縮期血圧が120㎜Hg未満の健康な人も含まれると考えられます。この高血圧の心配がまったくない非感受性の人は、しょっぱいラーメンをいくら食べても血圧はあまり上がらない可能性があります。これは、多すぎるナトリウムを尿として排出する腎臓の機能が優れているなどの理由がありそうですが、まだ、詳しいことは解明されていません。

いずれにしても減塩すれば多くの人が高確率で血圧は下げられるわけです。

やる気が出てくる、興味深いデータを紹介しましょう。

高血圧の人は一日に４・４グラム減塩すると、収縮期血圧が５・３９㎜Ｈg、拡張期血圧が２・８２㎜Ｈg下がります。それに対し、正常血圧の人が同じように減塩しても、収縮期血圧が２・４２㎜Ｈg、拡張期血圧が１・００㎜Ｈgしか下がらないのです。

高血圧の人のほうが、より下がり幅が大きいというわけです。これは同じ運動をしても、肥満体型の人のほうがスリムな人よりも体重が落ちやすいのと似ています。頑張りがいがある、と前向きに考えて改善に取り組んでください。

27 ふらついたり、憂うつになってきたら、塩分の減らしすぎかも!?

低ナトリウム血症に注意。自分に合った医療が大事

ナトリウムは高血圧の原因になる一方、体内の水分バランスや細胞外液の浸透圧を維持するために欠かせない成分です。また、心臓の心拍リズムを維持したり、筋肉の収縮、栄養分の吸収などでも重要な働きをしています。

塩分を減らした食生活は生活習慣病のリスクを軽減しますが、減らしすぎるとトラブルを起こすこともあります。特に高齢者は「低ナトリウム血症」を起こしやすいため、注意が必要です。

低ナトリウム血症は、ふらつきやうつ病などをともなう病気です。介護施設に入所しているお年寄りに事例が多く報告されています。

施設の栄養士さんたちは、マニュアルに従って栄養を管理しています。当然、

高血圧や糖尿病の人たちの食事からは、塩分やカロリーが減らされてしまいます。**公式どおりの管理にこだわると、人によっては、低ナトリウム血症やフレイル（健常から要介護へ移行する段階の、体力が衰えた状態）につながる恐れがあるのです。**

超高齢社会となり、一人ひとりの患者さんに合った医療が求められるようになりました。かつては同じように年を取り、同じような病気にかかりましたが、今は同じ80歳でも、健康な人とそうでない人の差が大きいのです。

高血圧があっても、尿検査や血液検査で血清ナトリウム濃度が低めの数値が出た場合、塩分を減らすのはよくありません。その人の健康状態に合った食事や薬の処方が必要になっているわけです。高血圧なら誰でも減塩すればいい、というわけではないのです。

言い換えれば、医者に頼るだけでなく、自分で自分の体の状態を把握しておくことも重要です。**血圧計を備えて家庭血圧を測ることは、その最初の一歩といえます。**まだ始めていない人は、ぜひ検討してください。

第3章

食べて塩分を排出できる！血圧がみるみる下がる優秀食材

28

最重要はカリウム。塩出しを促す善玉ミネラル。足りてる？

ほとんどの日本人は、目標値の半分しかとれていない！

食物に含まれるミネラルのなかには、血圧コントロールに役立つものがあります。その代表がカリウムです。

カリウムはナトリウムと結びついて、尿と一緒に排出する働きをします。いわば、「塩出し」作業をしてくれるわけです。塩分をとりすぎないのと同時に、塩分の排出をスムーズにすることも重要です。

カリウムは多くの野菜やくだものに含まれるミネラルですが、日本人は、このミネラルを含む食材の摂取が、不足しているといわれています。厚生労働省によると、一日のミネラルの摂取目標量４２５２ミリグラムに対して、実際の

カリウムを多く含む野菜、くだもの

食品名	目安量	カリウム量(mg)
ほうれん草	80g	552
春菊	80g	368
かぼちゃ	80g	360
じゃがいも	80g	328
ブロッコリー	80g	288
トマト	1個	315
バナナ	1本	360
リンゴ	1個	220
キウイ	1個	290
アボカド	1個	864
枝豆	80g	472

出典：『NHKためしてガッテン 脱・高血圧の「超」特効ワザ』(主婦と生活社)

摂取量は2351ミリグラム。半分ほどしかとれていないことになります。
87ページの食材は、カリウムを多く含むとはいっても、どれも一日に食べる目安量80グラムのなかに300～500ミリグラムしか含まれていません。**目標値に到達するためには、毎日、10アイテムずつ食べないとなりません。意識的にどんどんとる必要があります。**

また、これらは食物繊維も多く含んでいます。食物繊維は腸内環境を整え、代謝をスムーズにし、免疫力がアップするため、血圧の安定にも欠かせません。一石二鳥を狙っていきましょう。

カリウムは水に溶けやすいという弱点があります。ほうれん草をゆでておひたしにすると、カリウムが逃げてしまうのです。**炒め物やスープ、グラタンなどにして、煮汁を無駄にしない調理法が好ましいといえます。**

その点、くだもの類はカリウムが失われる心配がありません。ただし、糖質が多いので、なるべく一日の活動開始前の朝食にとるといいでしょう。寝る前にくだものを食べると、血糖値や中性脂肪が増える要因になってしまいます。

29 煮ても焼いてもすごい! トマトのリコピンは血管を若くする!

❗真っ赤なトマトほどリコピンが豊富でおトク

カリウムを多く含む野菜のなかでも、特におすすめなのがトマトです。

トマトの赤い色は、リコピンという色素に由来しています。

リコピンは、植物が持つファイトケミカルの一種で、人間の体内では作ることができない成分です。

リコピンは強い抗酸化力を持ち、血管を若々しく保つ働きをしてくれます。

夏は真っ赤に熟れたトマトをたくさん食べたいものです。

リコピンは熱に強く、加熱するとより吸収がよくなる特徴があります。

生で食べる以外にも、フライパンで焼いたり煮込んだり、スパゲティのソースにしたりするといいでしょう。水煮の缶詰や、ドライトマト、トマトジュース、トマトソースなどの加工品になっても、リコピンやビタミンのよさは失われることがないので、安心して毎日食卓に上らせるようにしてください。

リコピンは特にオリーブオイルと相性がよく、オリーブオイルを使って加熱すると、さらに吸収がよくなることがわかっています。もちろん、生のままでもオリーブオイルと相性がいいことは変わりません。トマトサラダにたっぷりと合わせましょう。

また、トマトにはカロテノイドの一種であるβ《ベータ》-カロテンが多く含まれています。β-カロテンは体内に入るとビタミンAに変化します。同じくトマトが持つビタミンC、Eと合わせて「ビタミンACE《エース》」と呼ばれるほど、重要な栄養素です。

3つのビタミンは一緒にとることによって、よりパワーを増して動脈硬化予防、血管拡張に威力を発揮します。まさにエースアタッカーの働きをしてくれます。

30 アボカド入り本格メキシカン・サラダで血圧は下がり、心は躍る！

！ビタミン、ミネラルが豊富で美容にもいい♪

アボカドも、カリウムを多く含む優良食材です。**カリウムのほかに、ビタミンB_1、ビタミンC、カロテン、銅、食物繊維を含み、栄養の豊富さは「森のバター」と形容されるほどです。**さらにオリーブオイルと同じ不飽和脂肪酸を豊富に含んでいるので、トマトとの相性も抜群です。

トマトとアボカドといえば、メキシコ料理のサルサソースとワカモレソースを連想する人も多いでしょう。本格的なメキシカン・レストランに行くと、必ずこのふたつのソースが出てきます。トルティーヤチップやタコスとともに、メキシコ料理には欠かせません。この美味しさをソースだけにとどめておくのは、もったいない！　サラダやメインディッシュにもしてしまいましょう。

アボカドとトマトを、それぞれ1センチ四方のサイコロ状に切ってオリーブオイルと和えれば、メキシカン「脱塩サラダ」のできあがりです。

そのサラダに加えてほしいのが、タマネギです。

タマネギの持つケルセチンという色素には、血管拡張作用があります。健康な人でも、食事をすると一時的に血管の内皮が機能低下を起こすことがあります。ケルセチンはそれを防いでくれることがわかっています。

もし、手に入るなら、同じタマネギでもレッドオニオンがおすすめです。レッドオニオンの赤い色素は、ポリフェノールの一種であるアントシアニンです。アントシアニンはブルーベリーやぶどうなど紫色の食品に多く含まれ、視力回復効果がよく知られています。しかし、実はそればかりでなく、血管の酸化を防ぐ効果もあるのです。

トマト、アボカド、レッドオニオン、オリーブオイルで作るサラダは本格的なうえに、血圧対策にも万全な一品といえます。見た目にもきれいですし、ひき肉を炒めて添えればメイン料理にもなります。ぜひ定番料理にどうぞ!

31

バナナのマグネシウムで血管が広がる。ご飯を「玄米」にすればベスト

Q コンビニのサンドイッチは何で選ぶ？

マグネシウムは、カリウムと並んで血圧コントロールに有効なミネラルです。**マグネシウムの代表的な働きは、血管を締めつける交感神経の働きを抑制して、血流をよくすることです。**ギュウギュウ型高血圧を予防してくれるのです。カルシウムは骨を作る材料となるため、積極的にとりたいミネラルです。しかし、一方で血管を締めつける作用があることもわかっています。カルシウムの血管収縮作用を抑えるためにも、マグネシウムを十分にとる必要があるのです。

厚生労働省によるマグネシウムの一日の摂取目標値は、452ミリグラムで、実際の摂取量は252ミリグラムです。カリウムと同様に半分ほどしかとれて

いません。意識的に食べるようにしてください。

マグネシウムが多い食材の代表が「玄米」です。**玄米には白米の約7倍のマグネシウムが含まれています。**毎日のご飯を玄米に変更すれば、それだけで目標量の5分の1をとることができます。

玄米には、腸内環境を整えるために重要な食物繊維もたっぷりと含まれています。血糖値を下げるためにも玄米はおすすめです。

かつては、ご飯といえば玄米でした。日本が豊かになるにしたがって、ぜいたく品だった白米を食べる機会が増え、いつの間にか立場が逆転しました。

白米は、玄米から食物繊維やミネラルを取り除き、より純粋な糖質に精製したものです。白米こそが生活習慣病を増やす一因だった、と指摘する人もいます。健康ブームに乗って注目され始めた玄米が白米より高価なのは、皮肉です。

白い食パンも、麦から食物繊維やミネラルを除いたものです。**なるべく黒い全粒粉《ぜんりゅうふん》を選ぶようにするといいでしょう。**

マグネシウムが多い食材（100g中の含有量）

玄米	110mg
いわし煮干し	230mg
いんげん豆（乾燥）	150mg
干しひじき	620mg
納豆	100mg
アーモンド	310mg
バナナ	32mg
ほうれん草	69mg
ごぼう	54mg
やまといも	28mg

出典：『日本食品標準成分表2015年版（七訂）』

32

ワカメやひじきは高血圧対策のエース！優良成分をたっぷり含んでいる

海藻類のヌメヌメに血糖値を下げる特効あり

カリウムとマグネシウムの両方を豊富に含む、高血圧対策にぴったりの食材があります。それが、**ワカメ、ひじき、もずく、のりなどの海藻類**です。

独特の食感に、ヌメヌメの感触。口に入れても嚙みごたえがなく、味もはっきりしない。海藻は日本人には馴染み深い食材ですが、外国人にはとっつきにくいもののようです。

海藻が持つ「アルギン酸」の脱塩効果が注目を集めています。

アルギン酸は、海藻のなかでカリウムと結びついた状態で存在しています。

人間の体内に取り込まれたアルギン酸はカリウムを切り離し、今度はナトリウムを抱え込んで体外に排出します。**カリウムを連れてきて、ナトリウムを連れて帰る。まさに血圧コントロールのエースといえる働きぶりです。**

海藻のぬめり成分であるフコイダンにも健康効果があります。具体的には、中性脂肪を減らして血液をサラサラにしてくれます。そうと知れば、あのヌメヌメにも愛着がわきますね。

海藻には食物繊維もたっぷりと含まれています。**したがって、食事の最初に酢の物などで食べるのがおすすめです。**まず、食物繊維をとることによって、糖の吸収が緩やかになり、血糖値の急上昇を抑えます。また、のりやめかぶをご飯と一緒に食べるのも同様の効果が期待できます。

西洋風の食事が主流になり、海藻を食べる機会が減っています。酢の物、味噌汁の具、サラダなど、献立を工夫して、クールジャパンの代表的食材をたっぷりとりましょう。

33

ブロッコリー、キウイもおすすめ。ナッツは必ず無塩を選ぼう

! ブロッコリーの栄養は茎の部分に多い！

カリウムとマグネシウムの両方を含む食品はほかにもあります。

ブロッコリーは、降圧効果のあるミネラルのほかに、ビタミンCを多く含んでいます。野菜のなかでもトップクラスです。そのため、疲労回復、かぜ予防にも効果があるとされています。また、ブロッコリーに含まれるイソチオシアネートという含硫化合物《がんりゅう》には、抗がん作用があることもわかりました。

意外にも茎《くき》の部分に栄養が多いので、捨ててしまわずにぜひ食べましょう。

最近は、芽が出て1週間程度のブロッコリースプラウトも入手しやすくなりました。姿はベビーでも栄養価は一人前！　ぜひ、サラダに使ってください。

くだもののなかではキウイがおすすめです。**抗酸化作用が強いビタミンEを**

多く含み、血液をきれいにしてくれます。ブロッコリー同様、ビタミンCが多いのも特徴です。また、アクチニジンというタンパク質分解酵素が含まれていますので、焼き肉パーティーの後のデザートには最適です。細かくきざんで、熱々のステーキの上にソースとしてかけても美味です。

お酒のつまみに最適なのが、ナッツ類です。アーモンド、ピーナッツ、くるみ、カシューナッツなど、どれを選んでもカリウムとマグネシウムがたっぷりです。

メジャーリーグの選手がダッグアウトで食べている、ひまわりの種に含まれる豊富なビタミンB_1やミネラルには疲労回復効果があり、スター選手たちが繰り広げるプレーの原動力になっているわけです。

ここで重要なポイントがひとつ。**ナッツ類は、必ず無塩を選んでください。**せっかく優秀なミネラルをとっても、塩分過多では元も子もありませんから!

34

リンゴやブドウのポリフェノールで生活習慣病を防ごう

❗ポリフェノールの抗酸化作用が動脈硬化を防ぐ

植物は自分で移動することができません。どんな環境で育つかも運まかせです。**そんな植物が紫外線や虫などから身を守るための物質が、ファイトケミカルの一種のポリフェノールです。**いわば、植物が持つ免疫力のようなもので、人間の健康増進にも役立つと注目されています。

人間が生きていくためには酸素が必要です。しかし、ご存じない方も多いかもしれませんが、空気中の酸素は、体内に入って、「活性酸素」という物質に変わり、この活性酸素がタンパク質や脂質を酸化させて動脈硬化を引き起こすことがあります。動脈硬化は血管の老化を進める一番の要因です。

ポリフェノールは酸化を抑えて動脈硬化を防ぐ、強い抗酸化作用を持ってい

ます。ポリフェノールを含む食品をたっぷりとって酸化を防ぐことが、高血圧や糖尿病の予防につながるわけです。

ポリフェノールといえば、赤ワインを思い浮かべる人が多いかもしれませんが、基本的にはほとんどの植物がそれぞれのポリフェノールを持っています。その数、わかっているだけで7000種以上！　たとえば赤ワインが持つポリフェノールの正体は、ブドウの皮に含まれる色素です。

そのほかにもリンゴが持つリンゴ・ポリフェノールはシミを防ぎ美肌に、緑茶が持つカテキンはがん予防に、ブルーベリーが持つアントシアニンは目の健康に、タマネギのケルセチンはアレルギー症状の緩和などに役立ちます。

これらはサプリメントでもとることができますが、さまざまな恩恵にあずかるためにも、幅広い種類の野菜やくだものからとりたいものです。ただ、どれも食べてから比較的すぐにその効果は発揮されますが、効果が薄れるのも早いので、毎日とるのが理想です。

35 高カカオ・チョコレートの血圧降下パワーはお墨つき！

Q カカオ分は何％以上がおすすめ？

チョコレートの強力なポリフェノールが話題になっています。そのポリフェノール量は、赤ワインの約5倍というから驚きです。

健康効果の秘密は、チョコレートの原料であるカカオに含まれるカカオ・ポリフェノールです。カカオ・ポリフェノールは抗酸化作用が強く、動脈硬化の予防に効果があります。**イタリアの研究チームが行なった実験結果では、血糖値、インスリン抵抗性、コレステロール値が軒並み改善したとされています。**

さらにその後も、信頼性のある研究が相次いで発表されました。

これらの研究成果に着目し、日本では、健康効果を謳った高カカオ・チョコレートがスーパーの棚を賑《にぎ》わすようになりました。血圧に関しては、カリフォ

チョコレートと他食品のポリフェノール含有量の比較

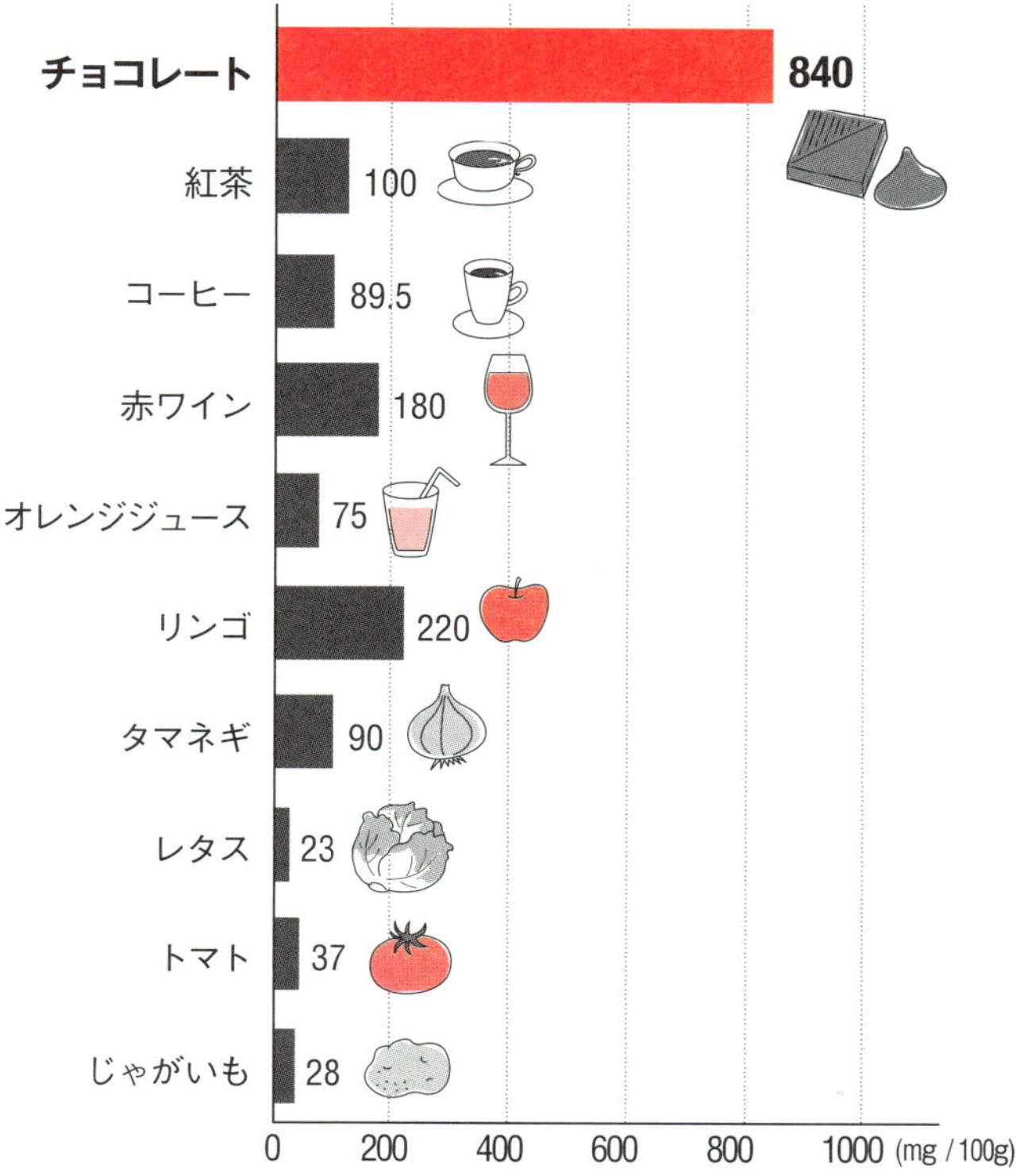

出典：Scabert and Williamson G Nutr 130 w20735-855,2000

ルニア大学のフラガ教授が行なった実験がよく知られています。

アルゼンチンのサッカー選手に、ポリフェノール168ミリグラムを含むブラックチョコレートと、ポリフェノールを含まないホワイトチョコレートを、15日間にわたって食べてもらったのです。**その結果、収縮期血圧、拡張期血圧ともに、ブラックチョコレートを食べた選手のほうが4㎜Hgほど下がっていました。**これは明らかにカカオ・ポリフェノールの影響と考えられています。


チョコレートの食べ方にはコツがあります。

まず、カカオ分70％以上の高カカオ・チョコレートを選ぶこと。チョコレートは製法によって成分が大きく変わります。一部のホワイトチョコレートには、肝心のポリフェノールがほとんど含まれていないのです。

そして、一日に5グラムずつ、5回に分けて食べるのがおすすめです。朝昼晩の各食事の前と食間がいいでしょう。ちょこちょこと食べやすいのがいいですね。

チョコレートによる収縮期血圧と拡張期血圧の降圧効果

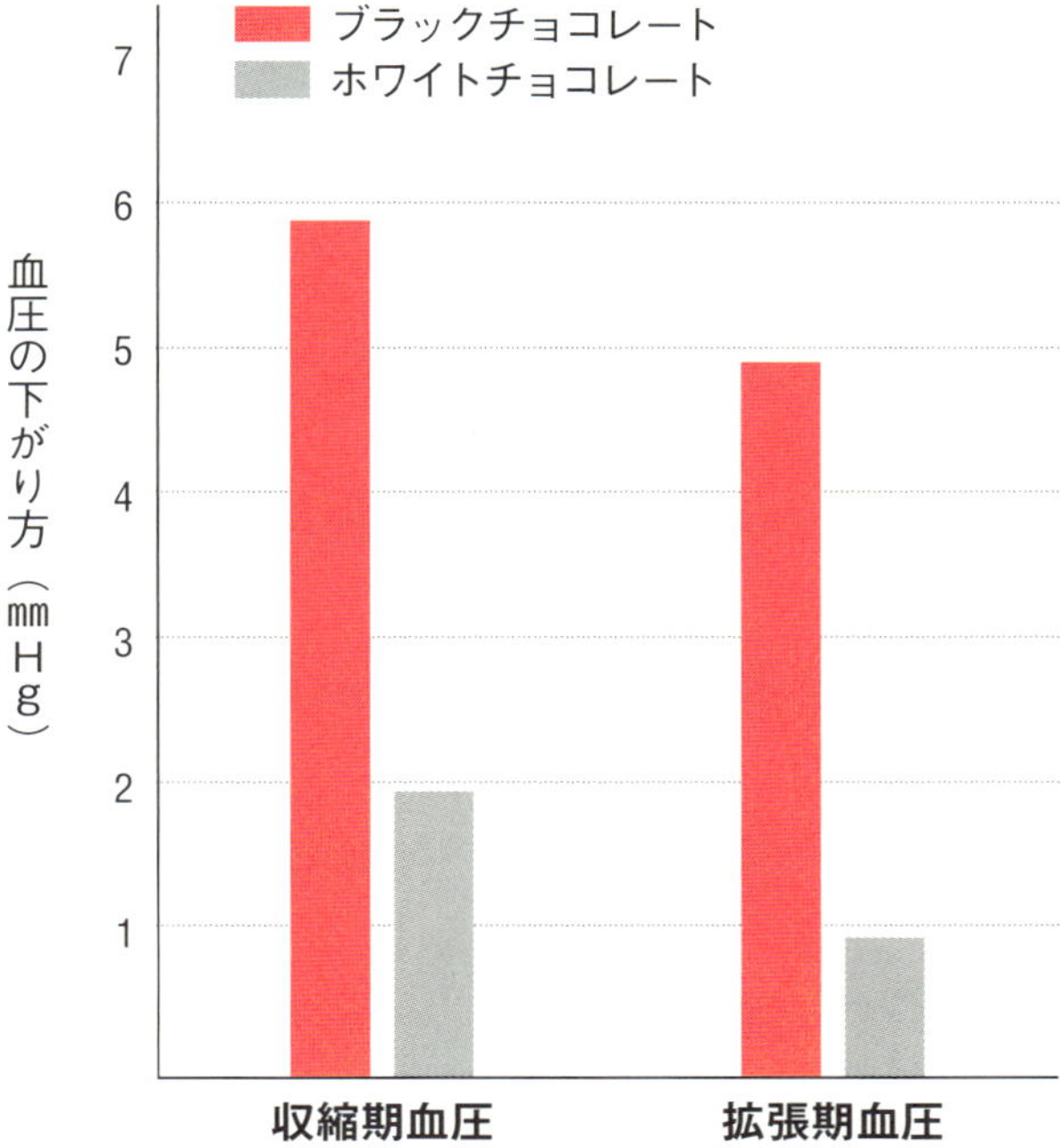

出典：Fraga Clin Deverop Immunol 2005.12:11-17

36

アロマに癒されるコーヒーも優秀。無糖で飲めば職場高血圧を予防できる！

❗ 緑茶に含まれる苦味、渋み、甘み成分にも注目

ちょっと意外かもしれませんが、コーヒーにも優良なポリフェノールが含まれています。コーヒーは赤道を挟んだ熱帯地方で育ちます。強い紫外線から身を守るために、熱帯の植物には免疫成分が育まれると考えられます。

コーヒー・ポリフェノールは、クロロゲン酸という物質が主成分です。**クロロゲン酸も、カカオ・ポリフェノールと同様に強い抗酸化作用があります。**動脈硬化を予防し、血圧、血糖値を下げるという研究結果が数多く報告されています。また、クロロゲン酸はポリフェノールのなかでも、体に吸収されやすい性質があります。

ただし、缶コーヒーやペットボトルのコーヒーには大量の砂糖が使われてい

ますので、おすすめできません。

仕事の休憩時間にはブラック・コーヒーが一番です。大人らしく苦味ばしったコーヒーで一服すれば、健診では発見しにくい、仕事のストレスから勤務中にだけ血圧が上がる「職場高血圧」も予防できるでしょう。

善玉の飲み物は、コーヒーだけではありません。

緑茶の苦味成分のサポニンには、血圧を下げる効果が認められています。さらに渋み成分のカテキン、甘み成分のテアニンにも抗酸化作用やリラックス効果があることがわかっています。**コンビニ・ランチのお供には、ペットボトルの緑茶をぜひ。**

紅茶にも優良なポリフェノールが含まれています。ペットボトルの紅茶は無糖のものを選びましょう。ティーバッグでも問題ないので、砂糖を入れずストレートで飲むのがおすすめです。

そのほか、グアバ茶、柿の葉茶、ドクダミ茶など、流通しているお茶ならどれでもＯＫです。口に合うものを探してください。

37

マグロや牛肉のペプチドなら、疲労回復まで期待できる

Q 肉を食べると元気が出るのはなぜ？

アスリートや美容を気にする女性の間で、「ペプチド」という言葉をよく聞くようになりました。ペプチドとは、タンパク質がアミノ酸に分解される過程の状態の総称です。このペプチドは、アンチエイジング効果のほか、高血圧を予防する効果もあります。

イミダゾールジペプチドは、疲労回復によく効くとしてスポーツ選手に人気の成分です。最近の研究により、イミダゾールジペプチドにはポリフェノールと同じ抗酸化作用、さらには血管拡張作用がある一酸化窒素（ＮＯ）の創出に関わっていることがわかってきました。

イミダゾールジペプシドは、肉類に含まれている成分です。**鶏肉、豚肉、牛**

肉など、どの肉からでもしっかりととることができます。焼き肉やステーキを食べると元気が出るのは、イミダゾールジペプチドの抗疲労効果のためと考えられます。イミダゾールジペプチドは、アンセリンとカルノシンがあり、豚肉や牛肉にはカルノシンが多く含まれています。

マグロ、カツオ、サケなどの魚が持つペプチドが、アンセリンです。長距離を泳ぐ回遊魚の筋肉に特に多く含まれ、持久力の源ではないかと研究が進んでいます。渡り鳥の胸肉にも、アンセリンが多く含まれています。

アンセリンには疲労回復のほか、血圧降下、活性酸素の除去、抗炎症、尿酸値降下など、血管の若返り効果が期待できます。もちろん、魚からはEPA、DHAという、血液サラサラ成分も同時にとることができます。

乳製品由来のペプチドが、ラクトトリペプチドです。

こちらには、「ギュウギュウ型高血圧」の原因となるアンジオテンシン変換酵素を阻害する力があります。その結果、血管が広がり血圧が低く安定するのです。**牛乳やチーズ、ヨーグルトを毎日とるといいでしょう。**

38

お酒は飲み方を守って、一生つき合いたい！

！「寝酒はよく眠れる」は大きな誤りだった！

かつては、アルコールは肝臓に大きな負担をかけるとして、生活習慣病の大敵と考えられていましたが、今ではむしろ、アルコールのいい面が注目されるようになりました。

適量のアルコールには一時的に血管を広げ、血圧を下げる効果があります。仕事でストレス状態が続いた後に飲むビールは、格別の美味しさですね。スッと緊張がほどけ、気持ちが解放されます。これは、まさに血圧が下がったことの証《あかし》です。

また、赤ワインが持つ抗酸化作用は立証ずみであり、これが血管の老化を防ぎ、高血圧を予防しています。フランス人に脳卒中や心不全が少ないのは、赤ワインを日常的に飲んでいるからだと考えられています。

しかし、お酒のいい効果は、飲み方を守ってこそ発揮されます。誤った飲み方をしたり飲みすぎたりしてしまえば逆効果になってしまいます。

最も多い誤解は寝酒です。「寝る前に飲むとよく眠れる」という理由で、毎晩のように寝酒をする人がいます。なかには泥酔して、半ば意識を失うようにして寝てしまう人もいるようです。

寝る前のアルコールでリラックスするのは、飲酒直後のほんの1時間ほどのことで、その後は逆に血圧が上がって眠りが浅くなることがわかっています。

また、睡眠直前にアルコールが入ることで、肝臓の負担が大きくなります。飲酒後は、ベッドに入るまでしばらく時間をおくほうが賢明です。

もちろん、適量を守ることは重要です。

適量とは、ビール500ミリリットル、日本酒1合、焼酎水割り2杯、といったところです。「物足りない!」という人もいるかもしれませんが、**適量を守って一生お酒とつき合うほうが、幸せではないでしょうか。**

39

酢は調味料のなかで一番の善玉。ピクルスを毎日食べよう！

！黒酢はアミノ酸、ミネラルを多く含む健康食品

「調味料のさしすせそ」をご存知ですか？　それぞれ、砂糖、塩、酢、しょうゆ（せうゆ＝旧仮名）、味噌を指しますが、血圧コントロールにとっては適量を守ったほうがよいものが多いようです。そのなかで唯一、もう少し摂取量を増やしたいのが「酢」です。**酢の主成分である酢酸《さくさん》には、血管を広げて血行をよくする作用が期待できます。**さらに糖質の吸収を遅くして、血糖値の急上昇を防ぐ働きもあります。そのほか、疲労回復、中性脂肪低下、食欲増進など、健康効果は枚挙にいとまがありません。

酢を買うときは、醸造酢を選ぶことです。合成酢は酢酸を水で薄めて砂糖などを加えたものです。酢が持つ健康成分をたっぷりとることはできません。

醸造酢には、米酢、穀物酢、ワインビネガー、リンゴ酢などがあります。米酢にはクエン酸、ワインビネガーにはポリフェノール、リンゴ酢にはカリウムが多いという特徴があります。

健康効果で特に評価が高いのが、黒酢です。**黒酢は玄米と麹《こうじ》を原料にしているため、アミノ酸やミネラルを多く含むのが特徴です。**また、熟成期間が長いほどコクや風味が深くなるので、そのまま水や炭酸水で割って飲むのにも適しています。

毎日大さじ2杯とるのが理想ですが、酢を使った献立を考えるのに苦労する、という人が多いのでは。そんな人におすすめなのが、野菜の酢漬け、いわゆるピクルスです。

好みの酢を水で2倍に薄め、砂糖、塩をさっと煮溶かします。そこにコショウ、ニンニク、ローリエなどと野菜を漬け込むだけです。キュウリ、セロリ、ニンジン、タマネギ、パプリカなど、手に入りやすい素材から始めてみてください。前菜がわりに食事の初めに食べるとベストです。

40

DASH食、地中海食は、美味しくて生活習慣病を防ぐ！

❗海藻や焼き鳥を加えた日本版も考えたい

DASH《ダッシュ》食は、1997年にアメリカの国立衛生研究所で考案された高血圧患者向けの食事です。ミネラルの多い野菜やくだもの、食物繊維、豆、乳製品が主体になっています。**塩分を控えるだけでなく、より自然の恵みから有効成分をとる、というコンセプトのもとに考案されました。**

同研究所は、1993〜97年に男女459人に協力を仰ぎ、「通常食」「野菜やくだものの多い食事」「DASH食」の3つのグループに分けて検証試験を行ないました。

その結果は、DASH食を食べたグループだけ血圧が下がり、その下げ幅は11・4㎜Hgと発表されました。DASH食の実力が確認されたわけです。

一方、地中海食は、イタリア料理、スペイン料理、ギリシア料理など地中海沿岸諸国の伝統的な食事のことです。

地中海周辺の特産物である魚介類を取り入れ、チーズ、オリーブオイル、ワイン、レモンなどをふんだんに使用します。こちらのほうが、美味しそうですね。

しかも、ある機関がDASH食と地中海食のどちらが降圧効果が高いのか、比較試験を行なったところ、なんと地中海食のほうが生活習慣病に対する改善効果が高かったのです。昔ながらの食事で、特に計算して食べられていたわけではありませんが、その内容は、DASH食を改良してバージョンアップさせたといえるほど優れているのです。なお、地中海食は2013年にユネスコ無形文化遺産に登録されています。

日本なら、これに海藻類や、うなぎ、焼き鳥、しゃぶしゃぶなどを加えてもいいでしょう。美味しいものを食べて生活習慣病を予防できれば、これ以上のことはありません。

41

肉はしっかり食べて、パン、うどんを減らせば中性脂肪は減る！

カロリー制限で肉を我慢するのは無意味

肥満が高血圧の原因になっていることは、第1章で解説しました。肥満解消のための基礎知識を紹介しましょう。

主要なダイエットには、カロリー制限と糖質制限があります。

カロリー制限は、一日の摂取カロリーが消費カロリーよりも少なければ痩せていくという考え方です。理にかなっていますね。

カロリー制限の盲点は、カロリーが高いという理由で、肉や食用油といった必要な栄養素を含む食材をカットしてしまう人がいることです。肉は血圧を下げるペプチドを含むうえ、丈夫な体を作るために欠かせない食材です。また、エクストラ・バージン・オリーブオイルやゴマ油などの油は、強い抗酸化作用があります。どちらも減らしたくないですね。

中性脂肪を減らすためには、糖質制限が最も有効です。内臓脂肪が増えるのは、糖質のとりすぎが最大の原因だからです。

糖質は米（ご飯）や麦（パン、麺類）、砂糖、でんぷん、くだものに多く含まれています。意識をしていなくても、知らず知らずのうちにたくさん食べすぎている人がほとんどです。この糖質を少しずつ減らしていくことが、健康的なダイエット成功の秘訣です。

たとえば、ご飯の量を1割減らす、麺類だけのランチは控える、ポテトサラダをパンで挟んだサンドイッチはダブルの糖質なのでやめる、砂糖が多く入っている清涼飲料水は飲まないなど、基本的なことを知るだけで糖質は大幅にカットできます。

見落としやすいのが、くだものです。その甘さのもとである果糖は、とても吸収がいいのです。くだもののビタミンが体にいいのは事実ですが、食べすぎると中性脂肪がつく要因となります。

特にフルーツジュースやスムージーは、すりつぶされているので吸収がとてもいいうえに、砂糖まで入っていることが多く、高糖質になっています。食前や寝る前のフルーツジュースは、絶対にやめてください。

食べる順番にもコツがあります。

まず、ご飯から箸をつけるのはやめましょう。空腹の状態で糖質をとると、体は全力で吸収しようとするので一気に血糖値が上がります。野菜、そして肉や卵などのタンパク質を先に食べて、腸の中に繊維を溜めてから、ご飯です。そうすることで、糖質の吸収がゆっくりになります。

また、早食いも厳禁です。満腹を感じるには20分ほどかかるので、ガツガツと食べると、満腹感を覚える前に食べすぎてしまうからです。

この二点からも、麺類が太りやすいという理由がよく理解できます。ラーメンにしても、焼きそばにしても、具だけ先に食べるわけにいきません。それにツルツルと食べやすいので早食いになりがち。肥満になる要素がそろっているのです。

42 減塩、糖質オフは、実は気持ちいい。ゆる〜く始めよう!

! 土産にもらった饅頭は食べたほうがいいのだ!

「塩分を40%カットして、糖質もオフかぁ。気が重いなぁ」と感じている人もいるでしょう。しかし、深刻に考える必要はありません。

いろいろ悩んで塩分を減らしても、結局のところ、自分が何グラムの塩分をとっているかを正確に知ることはできません。**「今日も塩分多めにはならなかったな」と、軽く実感できれば合格です。**減ったのであれば、それが10%でも、20%でもいいのです。

むしろ、「今日は我慢できなくてラーメンを食べてしまった!」「うっかりお菓子をドカ食いしてしまった!」などと、くよくよするほうがよくありません。余計なストレスは高血圧の大きな要因です。**真面目に取り組みすぎれば、逆効**

果になりかねません。そういう意味では、ある程度ズボラなほうが精神衛生上いいのです！

よく、「旅行のお土産にお饅頭をもらったけど、食べちゃダメですよね」などと質問されます。私の答えは、「どうぞ、食べてください」です。お饅頭一個で人生が変わるわけではありません。必死になる必要はありません。

減塩、糖質オフの食生活は、体が慣れてしまうと気持ちがいいものです。我慢などしなくても、**自然としょっぱいものや甘いものに手が伸びなくなります。**

「八宝菜ではなく、牛丼」「きつねうどんではなく、天ざる」でいいわけです。まずは、減塩、糖質オフを意識してみてください。すべてはそこから始まります。ちょっとした意識改革ができると、いつの間にか血圧も血糖値も下がっているはずです。

第4章

イライラしなけりゃ血圧も安定！超リラックス生活のコツ

43

深く眠れば自律神経のバランスが整う。さまざまな不調も消える！

Q 夜、眠れない主な理由は？

仕事、対人関係、金銭問題、家族の心配など、私たちはストレスだらけの生活をしています。まったくストレスがない、という人は皆無でしょう。

ストレスを感じると交感神経が刺激され、アドレナリンなどの興奮ホルモンが分泌されます。その結果、脈拍が上がり、血管がギュッと収縮し血圧が上昇するのです。

交感神経はストレスのほか、スポーツやゲーム、勉強、仕事、楽器演奏などに夢中になっているときも刺激されています。集中力を高め、パフォーマンスを上げるために、脳や筋肉などに血液をたくさん送る必要があるからです。

リラックスしているときには、副交感神経が優勢になります。その結果、脈

交感神経と副交感神経

◉交感神経がフルに働いている状態

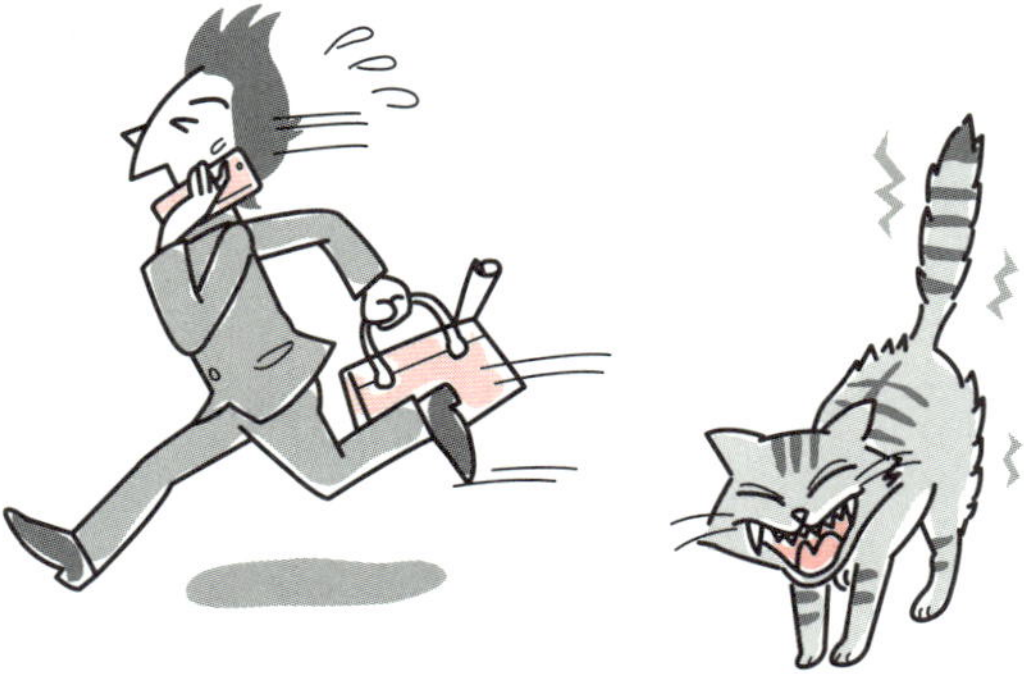

◉副交感神経が優勢に働いている状態

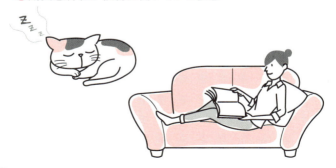

拍はゆっくりになり、血圧も下がります。ベッドに入って眠るときには副交感神経が働き、メラトニンという睡眠ホルモンが分泌されます。

交感神経と副交感神経は、状況に応じてバランスを取り合いながら、生命活動をコントロールしているのです。

交感神経と副交感神経を合わせて自律神経といいます。交感神経と副交感神経がバランスを崩すと、頑張らなければいけない肝心な場面でやる気が起きなくてパフォーマンスが悪くなったり、逆に、リラックスしたほうがいい場面で心拍数が上がったりします。

このような不調を、「自律神経失調症」と呼びます。

自律神経失調症になるとホルモンのバランスが崩れ、体のいろいろな部分に不調が起こります。原因がわからずに胃腸を壊したり、発汗が多いときは自律神経失調症かもしれません。

44

脳梗塞の一因になる、寝ても血管が休まらない「夜間高血圧」

❗10秒以上無呼吸の状態が続くと、脳の酸素不足を招く

自律神経の不調による不眠は、高血圧の大きな要因となります。

人間が立っているときには、重力の影響で血液が下半身に溜まっています。その血液を心臓に戻すためには、血管に大きな力がかかっています。

一方、体を横にすると血管にかかる力は弱まり血圧は下がります。さらに睡眠時には脈拍が下がり、臓器は休息状態に入ります。一日中よく働いた心臓や血管も負担が軽くなるのです。

ところが、自律神経の不調によって健全な眠りが阻害されると、血圧が十分に下がりません。**せっかく休めると思った血管にも強い圧力がかかり続けます。これが「夜間高血圧」です。**

朝、起きて血圧を測っても異常がないため、夜間高血圧はなかなか発見することができません。

血圧はずっと正常だったのに、突然、脳梗塞を起こした人の話を聞いてみると、眠れない日が長く続いていた、というケースが多いのです。

もうひとつ気をつけなければいけないのが、「睡眠時無呼吸症候群」です。10秒以上呼吸が止まった状態がひと晩に5回以上ある場合、医学的に睡眠時無呼吸症候群と診断されます。

睡眠時無呼吸症候群になると、夜間高血圧に加えて脳の酸素不足も発生します。血管を傷める原因となり、脳梗塞や認知症の一因となると考えられています。治療には手軽なマウスピースのほか、鼻から空気を送るCPAP療法などがあります。睡眠時無呼吸症候群も本人が気づくことが困難な病気です。何日間も、朝起きても疲れが取れないように見えるときは、周りの人が、なるべく早く専門医を受診するようすすめてください。

睡眠と血圧の関係

よく眠れる

↓

交感神経の働きが抑えられる

↓

血管の柔軟性が回復し血圧が安定する

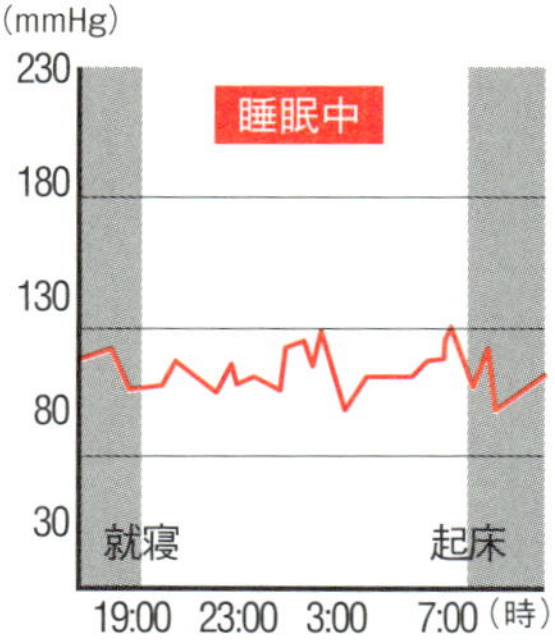

よく眠れない

↓

交感神経の働きが優勢のまま

↓

血管が硬く緊張し血圧の変動が大きくなる

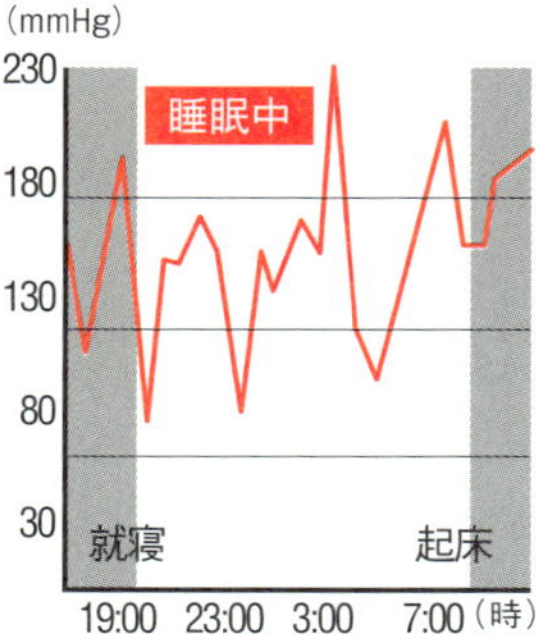

参考資料:『NHKためしてガッテン 脱・高血圧の「超」特効ワザ』(主婦と生活社)

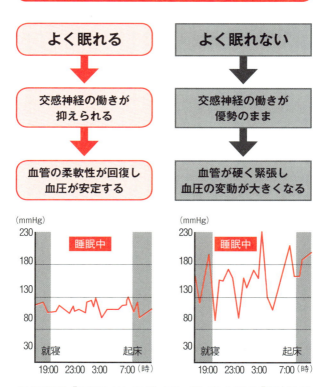

45

夕方の軽い運動で、気持ちよくスッと眠りに入れる！

！浅い眠りと深い眠りが交互に訪れるのがベスト

睡眠は長ければいい、というわけではありません。アメリカの実験でも日本の実験でも、6・5～7・5時間の睡眠時間を取っている人が、最も死亡率が低いという結果が出ています。なにごともほどよい長さがいいのです。

たとえそれ以下しか時間が取れないときでも、睡眠の質がよければ、臓器も血管もしっかりと休息を取ることができます。

睡眠にはレム睡眠とノンレム睡眠があります。レム睡眠は比較的浅い眠りのことで、「レム（REM）」とは「眼球が速く動いている」状態を指します。一方のノンレム睡眠は眼球の動きも止まる、深い眠りをいいます。

ノンレム睡眠が長いほうが睡眠の質がいいように思いますが、実はノンレム睡眠とレム睡眠が、約90分ごとに訪れるのがベストです。

その理想的なリズムを得るためには、入眠時に一気に深いノンレム睡眠に入ることが大切です。

「毎日7時間は眠っているのに疲れが取れない」という人の多くは、入眠がスムーズにいかず睡眠の質が悪い場合が多いのです。

質のいい睡眠を得るためには、副交感神経を働かせることが大切です。昔から羊の数を数えるとすぐに眠れる、というのは、体をリラックスさせて副交感神経を優位にするための工夫です。現代ではアロマを焚《た》いたり、音楽をかけたりすることが推奨されています。

また、入眠で困っている人は、夕方に眠くなることが多いというデータがあります。夕方に体の活動が小休止するために、夜の眠りが悪くなるのです。

夕方の眠気を解消するためには、わざと夕方に散歩をしたり軽い運動をするといいでしょう。 適度な疲れが残って、夜、すぐに眠りにつけるはずです。

46

朝日をたっぷり浴びよう。睡眠ホルモンの分泌は、光の影響を受ける

！スマホのモニターの光が眠りを阻害する！

睡眠を促すホルモンがメラトニンです。メラトニンが十分に分泌されれば、眠りの質がよくなります。メラトニンは脳の奥にある松果体《しょうかたい》という器官から分泌されますが、分泌に深く関与するのは、意外にも光です。

目から光が入ると、視神経→視交叉上核→上頸部《じょうけいぶ》交感神経節→松果体という経路で情報が伝わります。**こうして松果体が光を感じている間は、メラトニンの分泌が抑制されているのです。**光でメラトニンがロックされているわけです。

光が弱くなる夕方頃からメラトニンの分泌が始まり、暗くなるとメラトニンはさらに増えて日付が変わる頃にピークに達します。夕方に眠くなる人は、メ

ラトニンの感受性が高いのかもしれません。

現代人に不眠が多いのは、夜でも街が明るいため、ともいわれています。**いつまでも暗くならないので、メラトニンが分泌されないのです。**ベッドに入ってスマートフォンを操作するのもよくありません。スマートフォンのモニターが発する光は微弱ですが、強いエネルギーを持つブルーライトです。そのブルーライトが至近距離からダイレクトに視神経を刺激するため、脳が昼間と勘違いするのです。

メラトニンと逆の働きをするのが、セロトニンです。**明るい時間帯にたっぷりとセロトニンが出ていると、暗くなってからメラトニンが多く分泌されることがわかっています。**

朝、光をたっぷりと浴びてセロトニンを十分に分泌させるのも、質のいい睡眠を得るためのテクニックです。

47

日中は、前向きにモーレツでOK！夕方からガラリ、リラックスが正解

！「朝日」と「朝食」のW効果で、乱れたリズムを取り戻す！

セロトニンとメラトニンの関係は、交感神経と副交感神経の関係と似ています。明るい時間帯にセロトニンが分泌され交感神経が働きます。そして、暗くなるにしたがってメラトニンが分泌され副交感神経が優勢になります。

また、セロトニンが多いとメラトニンの分泌が活発になるように、日中に交感神経がよく働くと、眠るときに副交感神経が優勢になってくれます。**逆にいえば、昼間の活動が不十分だと、眠りの質が悪くなるのです。**

日中、交感神経を働かせるためには、目標を持って前向きに生活することが大切です。体をきびきびと動かして活動し、積極的に物事に取り組みましょう。

そして、夕方になったら、仕事のことを忘れてリラックス・タイムに入ります。

このように、生活に一定のリズムをつけることが理想です。**平日は毎日のように夜更かしをし、休日は昼まで寝ているのは、血圧にとってはあまりほめられた状態ではありません。**平日も休日も安定した血圧を保てるよう、規則正しい生活に戻してください。

しかし、理想どおりにいかない人たちもいます。

夜中に仕事をする人たちです。暗い時間に活動し明るい時間に眠るのは、人間本来の生活リズムに反する過酷な労働条件といえます。また、仕事によっては、24時間働いて次の日が休みという変則シフトをこなしている人もいます。こういう場合は自分なりの工夫をして生活のリズムを整えないと、自律神経がすぐに乱れてしまいます。

乱れかけたリズムを修正するためには、光とともに食事が重要です。**朝食をしっかりととることで内臓が目覚め、一日の生活リズムを取り戻せるのです。**

朝食抜きはよくありません。

48

夕食は何時が理想？ 逆流性食道炎、睡眠障害、肥満を避ける！

Q 夕食後、どのくらいたってから寝るのが理想？

遅い時間の夕食も、深い眠りを妨げる原因となります。

食事をすると胃腸が活発に働き、吸収された糖質の代謝に関わる臓器やホルモンの活動も盛んになります。こうした状況では、体が休む準備をできません。

また、朝食が体の目覚めの合図となるように、夕食はこれからリラックス・タイムが始まるサインとなります。**早めに夕食を食べて、ゆったりとした時間をすごすことで、メラトニンがスムーズに、そして十分に分泌されます。**

遅い夕食には、ほかにも深刻な状況が待っています。

食べたものが胃から小腸に移動するのに3時間ほどかかります。食後1時間程度では、まだ胃に消化中のものがたくさん残っています。**そのまま眠ってしまうと、胃から食道に未消化の食べ物が逆流してくることがあるのです。これが逆流性食道炎を起こします。**

食べ物の逆流は、たとえ食道炎にならなくても睡眠を妨げる原因になります。また、胃に未消化の食べ物が残ったまま眠ると、翌朝になってもすべてが小腸に移動していない可能性があります。これが胃もたれの原因となります。

以上のことから、食事から3時間以上たってからベッドに入るのがいいことがわかります。

「夜食症候群」という言葉があります。夜遅くに食事をとる習慣がある人は、太りやすいうえに、脳梗塞や心不全のリスクが高まるのです。睡眠中は代謝が低下するため、血液中の糖質や中性脂肪が肝臓などに取り込まれないからです。

メタボ解消のためダイエットしている人は、特に夕食の時間に気をつけてください。

49

便秘を甘く見てはダメ。大腸がんや肝機能障害の原因に

❗ 便秘は交感神経を刺激して不眠を招く

便秘も高血圧の遠因となります。また、便秘は睡眠を妨げる原因となります。便秘状態でいることが体のストレスとなって、交感神経が刺激されるからです。また、トイレで息むと血圧が急上昇します。特に冬場の便秘には要注意です。

スムーズで気持ちのいい便通は、腸内環境が鍵を握っています。そして、腸内環境を左右するのが腸内細菌です。**小腸の末端から大腸にかけて、およそ100種類、100兆個もの腸内細菌がすんでいて、消化吸収に深く関わっています。**

腸内細菌は、多くの種類の菌が集団で生息し、花畑（フローラ）のように腸の壁面を覆うため「腸内フローラ」と呼ばれます。

腸内細菌は、善玉菌、悪玉菌、そしてどちらか優勢なほうに味方する日和見《ひよりみ》菌に分けられます。**健康な成人の腸内環境バランスは常に、善玉：悪玉：日和見＝2：1：7です。**

主な善玉菌の正体は、ヨーグルトでお馴染みのビフィズス菌です。ヨーグルトを食べると、ビフィズス菌が増えて便秘が改善します。また、オリーブオイルは、便がスムーズに腸内を移動するための潤滑油の働きをします。

逆に、不適切な食生活を続けると悪玉菌が優勢になります。すると、腸内腐敗が進み、アンモニア、フェノール、インドールなど有害な物質が増えます。これらの有害物質が、便秘や臭いオナラの原因になるのです。

さらに腸内環境が悪化すると、大腸がんを誘発したり、肝臓、心臓、腎臓、脳に負担をかけたりします。特に毒素の分解を担当する肝臓への悪影響は大きく、肝機能の低下を引き起こし、認知症やパーキンソン病の誘因になります。

逆にいえば、便秘を解消すれば、高血圧の予防になるうえに睡眠の質もよくなり、こうしたさまざまな機能障害のリスクを避けることにつながるのです。

50

お風呂に入るタイミングで自律神経と血圧を賢くコントロール

ベッドに入る1～2時間前の入浴が睡眠の質を上げる！

自律神経の安定に、ぜひ活用したいのがお風呂です。家に帰ってゆっくりと湯船に浸かれば、仕事の緊張感からも解放されます。

高血圧の方のお風呂の入り方には、いくつかのコツがあります。高血圧の人は、急激な血圧の上昇や下降に注意が必要です。心臓や血管の負担になるからです。

お湯の温度は、体温に近い38～40度のぬるめがおすすめです。体がほどよく温まると血管が拡張し、血圧が下がります。ぬるめのお湯なら、血圧もゆっくりと下がるため、気持ちよくリラックスできるのです。

42度以上の熱いお湯に入ったなら、血圧は一気に下がってのぼせたような状態になってしまいます。

お湯がぬるい分、時間をかけて浸かるのがいいでしょう。体の芯が温まるまで、ゆっくりとお風呂を楽しんでください。

湯船に浸かっているときは、マッサージのチャンスです。筋肉も緊張を解いて柔らかくなっていますので、揉みほぐすと疲れがすっと消えていきます。

特にふくらはぎや腕、てのひらのマッサージが有効です。マッサージの方法については第5章で解説します。

ベッドに入る1～2時間前に入浴すると、一度温まった体が、ちょうど入眠する時間に冷え始めます。そのとき睡眠ホルモンのメラトニンが分泌されやすくなっています。

家に帰ったらすぐにお風呂に入りたい、という人は、寝る1時間ほど前にもう一度湯船に浸かって体を温め直すのもいいかもしれません。

51

事故死10倍。血圧の変化が大きい「冬の熱いお風呂」は注意

❗飲んだら入るな！　湯船からはゆっくり立ち上がろう

リラックス効果が期待できるお風呂ですが、ひとつ間違えると重大な事故につながります。入浴中に突然死する人は、年間で約1万7000人もいます。**お風呂での事故は冬に集中**しており、夏の10倍に上るようです。気温の低い冬は、血圧の変化が大きくなりやすいのです。

入浴に関する注意をまとめてみましょう。

お風呂の事故は、急激な血圧の変化によって起こります。脱衣所が寒いと、血管が収縮して血圧が上がります。そして、そのまま42度以上の熱いお湯に飛び込むと、温度の急変に驚いて心拍数が上がり、さらに血圧が急上昇します。

しかしその後、血管が広がって血圧が急速に下がっていきます。**この間の血圧の変化は30㎜Hg以上になることもあります。**これではリラックスどころではありません。

熱いお湯に入って収縮期血圧が100㎜Hg以下になると、脳が酸欠状態となり意識を失う危険が出てきます。

湯船から立ち上がるときに、また血圧が下がります。このときに立ちくらみや昏倒《こんとう》が起こりやすくなります。**立ち上がるときは、手摺《てすり》などを握りながら、ゆっくりと体を起こしてください。**

脱衣所や浴室をあらかじめ暖かくしておくと、事故を防ぐことができます。脱衣所に小さなストーブを置いたり、浴室をシャワーのお湯で暖めるなどの工夫をするといいでしょう。

また、飲酒直後は血圧が下がっています。酔った状態でお風呂に入ると、さらに事故を起こす危険が増大します。

52

自律神経のスペシャリストが考案！気分と筋肉にメリハリをつける体操

座りっぱなしのストレスを撃退！

自律神経を健康に保つためには、生活のメリハリをつけることが大切です。24時間単位の生活リズムのメリハリも重要ですが、**日中は簡単な体操によって筋肉に緊張と弛緩《しかん》のメリハリをつけるのも有効です。**こちらは1～2時間のうちに何度か刺激を与えるのが理想です。

順天堂大学医学部教授で、自律神経を研究している小林弘幸《ひろゆき》先生が考案した「セル・エクササイズ」を紹介しましょう。「セル」とは細胞という意味です。体操によって血流がよくなり、細胞が活性化することから名づけられました。

仕事中は椅子に座りっぱなし、という人も多いでしょう。**同じ姿勢を続けていると血流が悪くなり、ストレスが溜まりやすくなります。**休憩時間にぜひ！

セル・エクササイズ

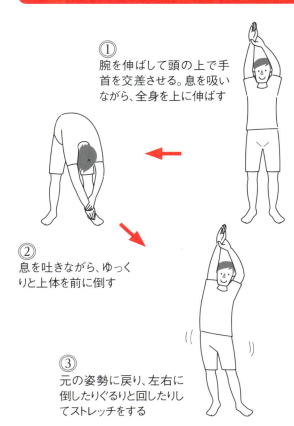

①
腕を伸ばして頭の上で手首を交差させる。息を吸いながら、全身を上に伸ばす

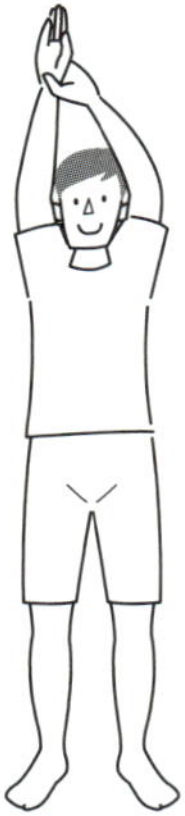

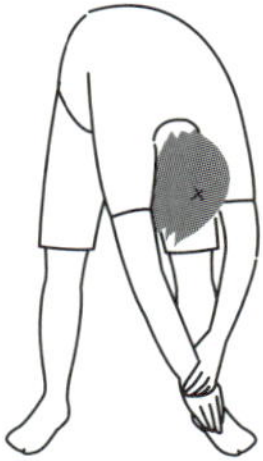

②
息を吐きながら、ゆっくりと上体を前に倒す

③
元の姿勢に戻り、左右に倒したりぐるりと回したりしてストレッチをする

53

ストレス解消法いろいろ。興味の持てるものからチャレンジ！

Q 昔、大笑いした漫才の動画、もう一度観たくない？

血圧を下げるためのストレス解消法を、いくつか紹介しましょう。自分に合うものを見つけて、楽しく前向きにすごすことがポイントとなります。

◉趣味を持つ

時間を忘れて物事に打ち込んでいるときや、好きなことをしているときは、誰しも気持ちが前向きになるものです。楽器の演奏、美術鑑賞、写真撮影、コレクションなど、なんでもけっこうです。趣味の仲間ができるとベストです。

◉家庭菜園にチャレンジ

土いじりは気持ちを落ち着けてくれます。人間はもともと自然のなかで生きてきた動物です。健康にいい日光をほどよく浴びながら土に触れることで、人間本来の姿に戻り、心が解放されるのかもしれません。立ったりしゃがんだりするのも、足腰にいい刺激となるでしょう。また、自分で育てた野菜を収穫する喜びは格別です。

◉笑う、泣く

最近、大声で笑っていますか？　年を取って一人ですごす時間が多くなると、感情の起伏が小さくなります。大きな声で笑ったり、泣いたりすることが自律神経を元気にします。東京女子医大の研究では、泣いた後の血流を調べたところ、血中のストレス物質が減少していたそうです。昔、感動した映画で泣いたり、大笑いした漫才などの動画をもう一度、観るのがおすすめです。

◉料理をする

料理は、材料を用意し、下ごしらえをし、調理する、と多くのプロセスが必要となる作業です。頭を使って段取りを考えることで、つまらないストレスは消え去り、脳の活性化につながります。

◉山歩きをする

中高年の山歩きが人気です。木立ちのなかで体を動かすと、森林浴の効果が得られ、それだけでも気持ちがいいものです。植物や鳥を観察したり、写真を撮る趣味を加えたりすれば、さらに満足度がアップします。ただし、遭難などの事故も増えているので、無理をせず安全第一に留意してください。

◉SNSに参加

フェイスブックやインスタグラムに参加するのもおすすめです。自分の投稿に反応があるとうれしいものです。また、古い友人と再会する機会も得られます。

◉ぶらり日帰り旅

ローカル線に乗ったり、自転車で旅をしたりするテレビ番組が人気です。なにも遠くに行く必要はありません。気の向くままに、ぶらりと近くの場所を訪ねてみましょう。きっと思わぬ発見がありますよ。

第5章

人目を気にせず刺激できる！血圧が下がるマッサージとツボ

54

20分のウォーキングで血管が若返る。体を動かして血液サラサラを実現！

お腹の中性脂肪はつきやすいが、落としやすい

生活習慣病を予防、改善するためには、適度な運動が必要です。**運動をすることで血液中の糖質や脂質が減り、血液がサラサラになるからです。**

血管・血液の健康に重要な役割を果たすのが、NO（一酸化窒素）という物質です。具体的には、血管の筋肉を柔らかくし血管を広がりやすくしてくれます。また、血液が固まるのを防いで、血栓《けっせん》をできにくくするのです。

NOは主に血管の内皮で作られます。その生成を促すのが運動なのです。**「有酸素運動」を20分以上行なうと、血液中のNOが増えてくることがわかっています。**

これを週に2、3回行なうと、血管の若返りが期待できます。

有酸素運動とは、空気を取り込みながら持続的に行なう運動のことで、ウォーキング、ジョギング、水泳、サイクリングなどを指します。

これに対して、無酸素運動の代表が「筋肉トレーニング」です。力を入れる瞬間に、フンッと息を止めますね。酸素を使わずに、筋肉を収縮させるエネルギーを作り出すことから、こう呼ばれます。

肥満の原因となる中性脂肪は、不適切な食習慣によってお腹につきやすい厄介者です。**しかし、一方で「有酸素運動によって落ちやすい」という一面もあります。**

20分間のウォーキングを週に2、3度行なえば、2カ月で体型が変わってきます。ウエストは数センチくらい簡単に引き締まります。

なにごとも成果が出ると楽しいものです。それまで億劫《おっくう》で運動などまったくしなかった人が、マラソンを完走するまでになった、などという話はよく聞きます。まずは5分の散歩からでもいいので、第一歩を踏み出しましょう。

55

じっと動かないのが一番よくない。ちょこちょこ体を動かすコツ

❗ソファに寝転がったら、手足をバタバタと動かす！

運動が必要なのはわかるけど、子どもの頃から運動が嫌いで、どうしてもやる気になれない、という人もいるでしょう。生活習慣病予防のための運動は、なにも持久力アップが目的ではありません。**摂取した糖質の代謝をよくすればいいわけですから、どんなことにせよ体を動かせばいいのです。**

たとえば、こんなことならできるのではありませんか？

仕事に出かける前に屈伸運動をしてみる。いつもの駅のひとつ手前で降りてひと駅歩いてみる。ランチを食べに行く店に遠回りして行ってみる。一日に1回はエスカレーターをやめて階段にする。スーパーへの買い物はクルマを使わ

ずに自転車で行く。休みの日は掃除や洗い物などをする……など、なんでもけっこうです。

一番いけないのは、じっとしていることです。患者さんのなかには、ベッドから手の届くところにリモコンや飲み物など必要なものを置き、ほとんど寝たままますごしている人がいます。まるでカプセルホテルに泊まっているようです。

そこまでひどくなくても、夕食後にソファに横になったきり微動だにせず、テレビを観ている人は多いかもしれません。せめて手足をバタバタと振り回すなど、動いてみてください。

近年はパソコンで仕事ができるようになったため、会社でもデスクからほとんど動かなくてもすむようになりました。座りっぱなしは代謝が下がるばかりか、脳の血流も悪くなってしまいます。

メールや内線電話ではなく、あえて相手のデスクまで足を運んだり、立ち上がってストレッチをしたりするなど、体を動かす意識を持つだけで、体は変わります。

56

ウォーキングは手軽だけど、フォームがとても大切なのだ

Q 正しいウォーキングの方法は？

ウォーキングは、最も手軽な有酸素運動です。

ウォーキングは、ただ歩けばいいというものではありません。フォームがとても大切です。**背中が丸まったり、体が左右に傾いたりしていると、効果が半減するばかりか筋肉やひざを傷めるリスクが出てきます。**きちんとしたフォームで歩けているか、まめに確認をするクセをつけてください。

まず、背中を伸ばしてまっすぐに立ちます。頭が上から引っ張られているように意識します。胸を張り、肩は後ろに引いて前に出ないように。視線はまっすぐに、やや遠くにやりましょう。さあ、歩き始めます。親指のつけ根で蹴って、かかとで着地します。**ふくらはぎに力がかかるように意識してください。**

正しいウォーキングの姿勢

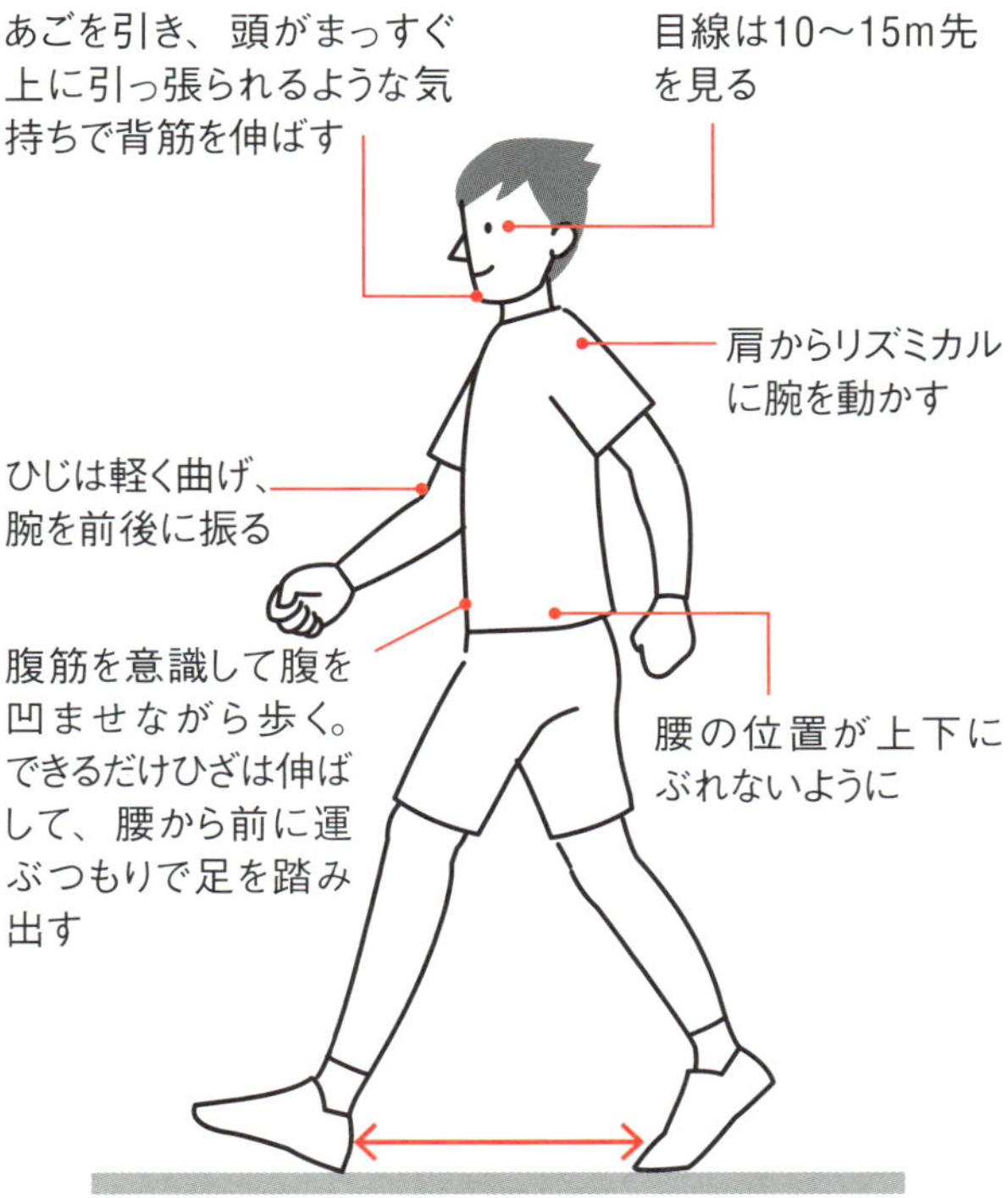
あごを引き、頭がまっすぐ上に引っ張られるような気持ちで背筋を伸ばす
目線は10〜15m先を見る
肩からリズミカルに腕を動かす
ひじは軽く曲げ、腕を前後に振る
腹筋を意識して腹を凹ませながら歩く。できるだけひざは伸ばして、腰から前に運ぶつもりで足を踏み出す
腰の位置が上下にぶれないように

歩幅は「自分の身長マイナス1m」を目安にする

57

これはすごい！　タオルを握るだけで血圧降下！

❗カナダ生まれのメソッドを超簡単にアレンジして公開！

ハンドグリップ法は、カナダの研究者が考案した血圧降下法です。デジタルの握力計を使って「マックスの30％の力で握る」「力を抜く」を交互に行なうと、血圧が下がるというのです。

筋肉が「縮む→緩む」運動をすることによって、血管にNO（一酸化窒素）が増えて血流がよくなると考えられます。

これをタオルに置き換えて、誰でもどこでもできるようにしたのが「タオル握り」です。片手で握って、親指と中指の間が少し開く太さにタオルを丸めます。それを2分間ギュッと握り、1分間休みます。左右2回ずつ、1日おきに行なうと4〜8週間で血圧が5〜20％下がります。ぜひ、試してみてください。

タオル握り

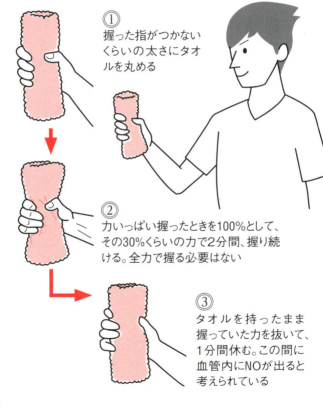

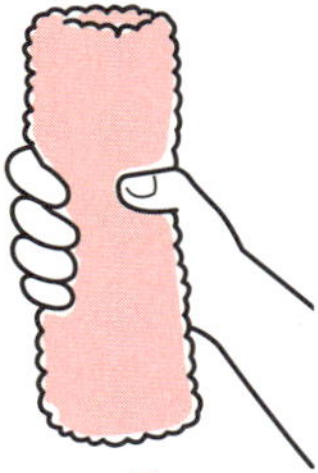

①
握った指がつかない
くらいの太さにタオ
ルを丸める

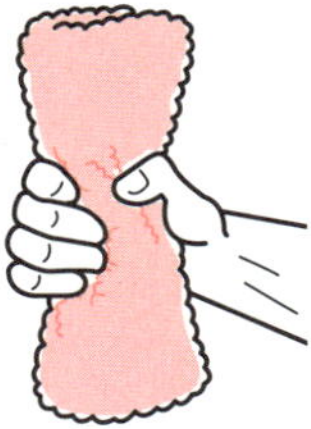

②
力いっぱい握ったときを100%として、
その30%くらいの力で2分間、握り続
ける。全力で握る必要はない

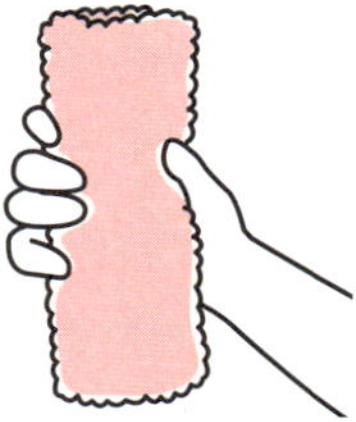

③
タオルを持ったまま
握っていた力を抜いて、
1分間休む。この間に
血管内にNOが出ると
考えられている

58

一日2回の「動脈マッサージ」で、血管にNOがぐんぐん増える

! 動脈が分岐しているところがマッサージ・ポイント！

マッサージも、血管のNO（一酸化窒素）を増やす効果が期待できます。NOは血管を広げて血圧を下げる働きをしてくれます。

心臓から出た大動脈は、上半身・下半身に向かう動脈に分岐します。上半身に向かった動脈はさらに頸《くび》・頭・腕に、下半身の動脈は左右の下肢などに分かれます。そして、毛細血管へと広がっていくのです。

マッサージのポイントは、動脈が枝分かれをしている部分です。上半身であれば腕やてのひら、下半身であればふくらはぎなどが有効です。起床した直後とお風呂に入ったときの一日2回、ゆっくりと揉みましょう。

主要な動脈の分岐ポイント

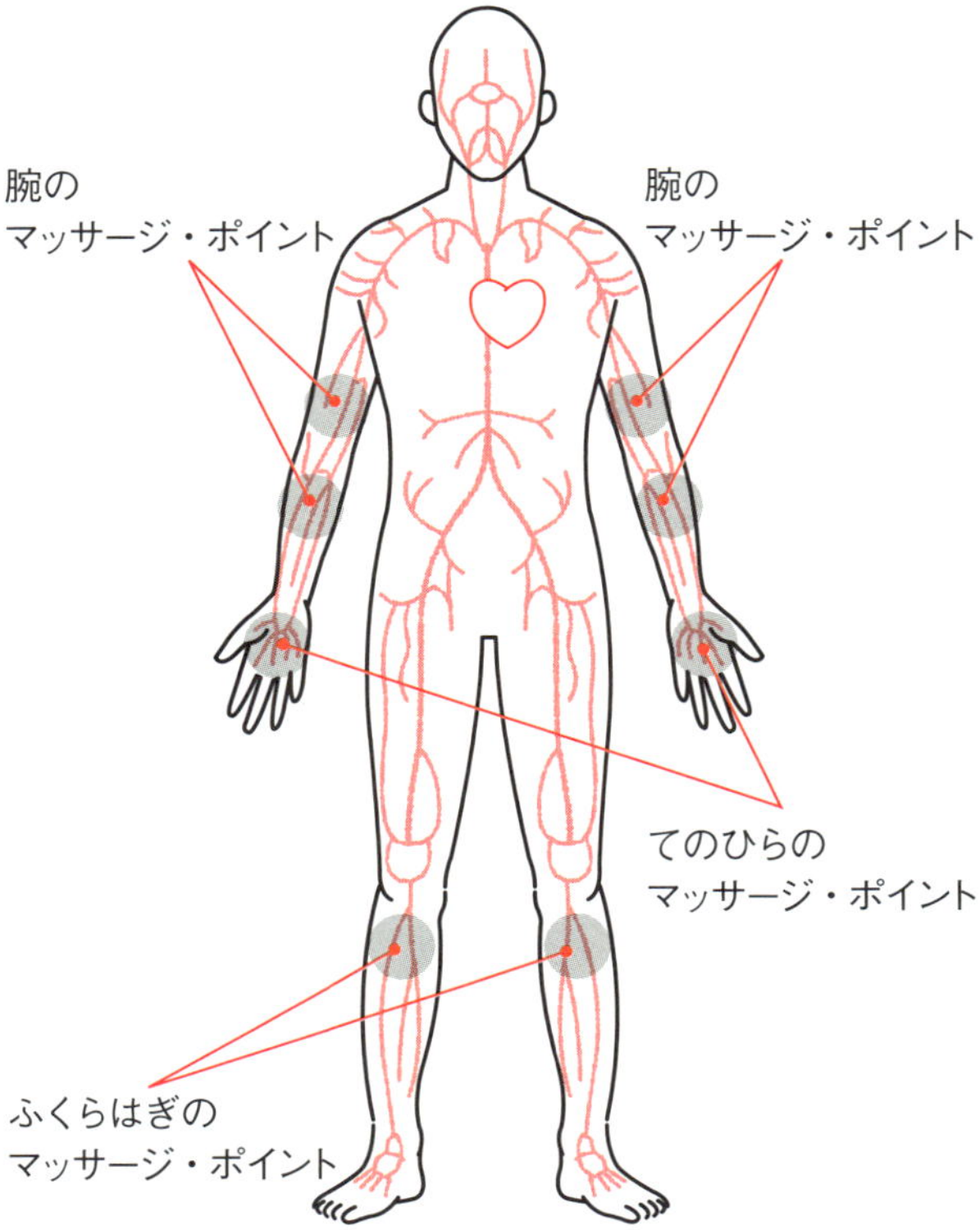

腕のマッサージ

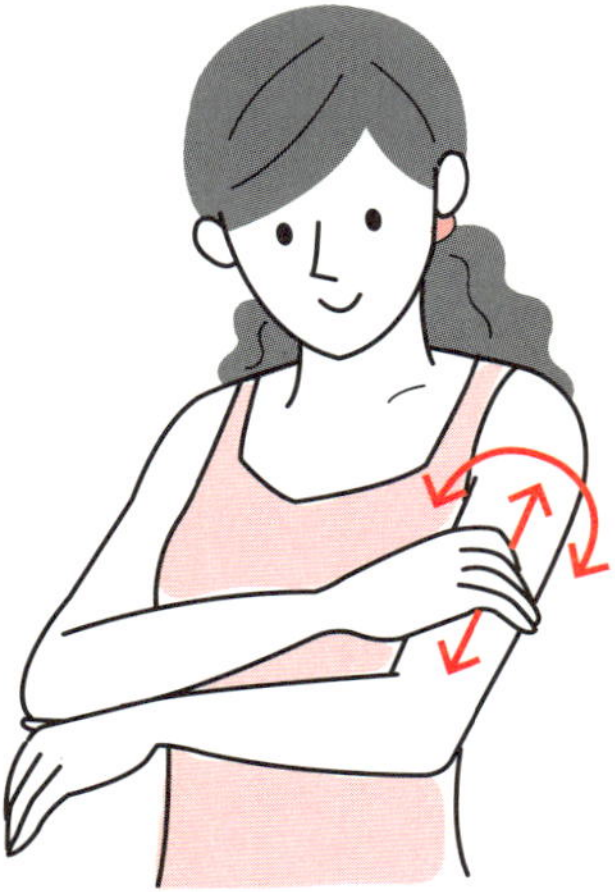

①
右手で左の上腕をしっかりとつかむ。手を上下に動かしながら、筋肉を骨からはがすようにねじる。
左腕も同様に揉む

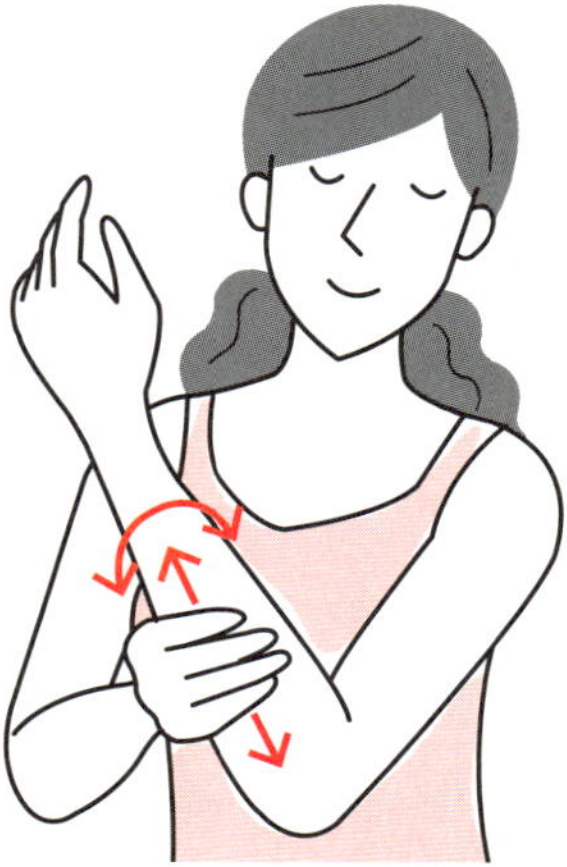

②
てのひらで前腕をつかみ、左右にねじりながら上下に動かしてさする。
反対の腕も同様にさする

ふくらはぎのマッサージ

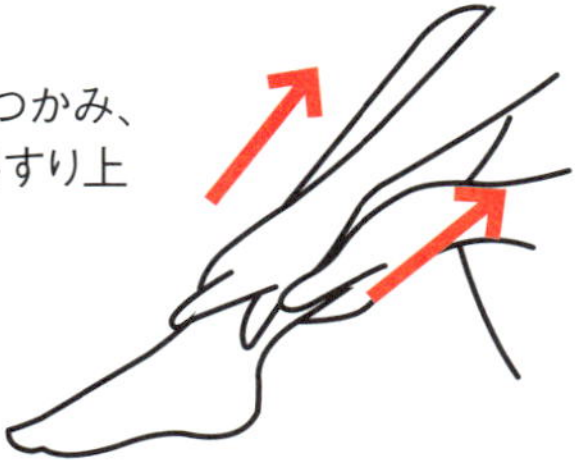

①
両手で足首をつかみ、
ひざに向けてさすり上
げる

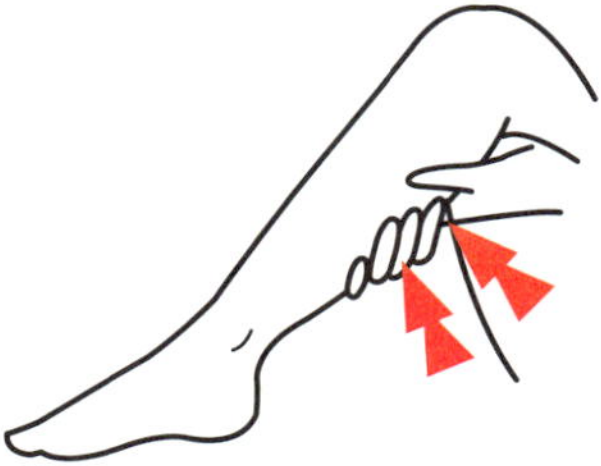

②
指先に力を入れて、骨と
筋肉の間を強めに揉む

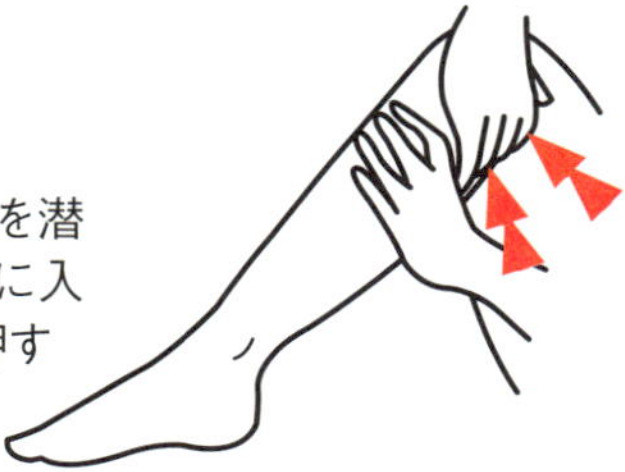

③
ひざの裏に指を潜
り込ませるように入
れ、しっかりと押す

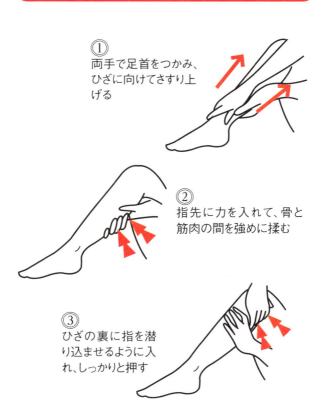

てのひらのマッサージ

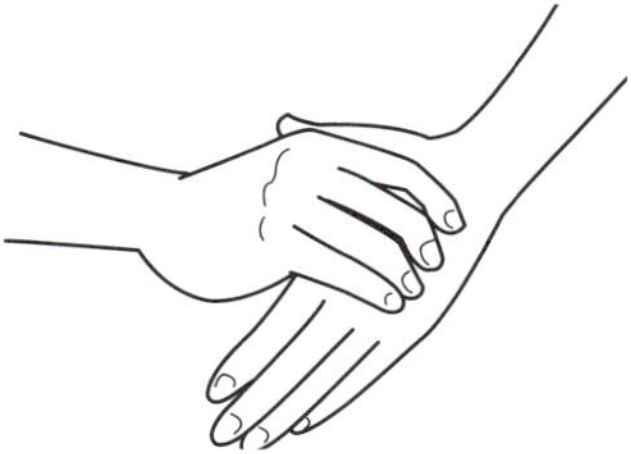

①
手の甲をしっかりとつかみ、
4本の指で手の甲を揉む

②
手の甲と同じようにつかみ、
てのひら側を、親指でていねいに揉む

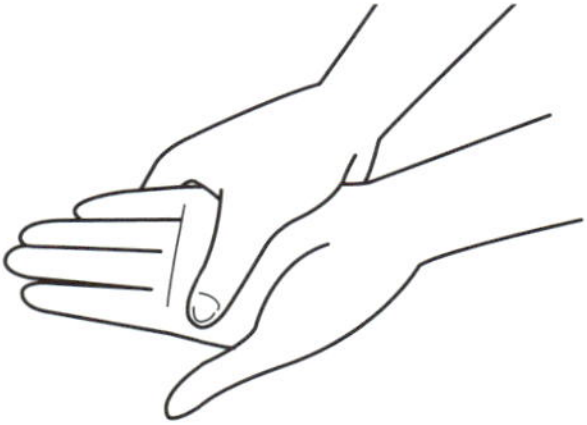

鼠径部《そけいぶ》のマッサージ

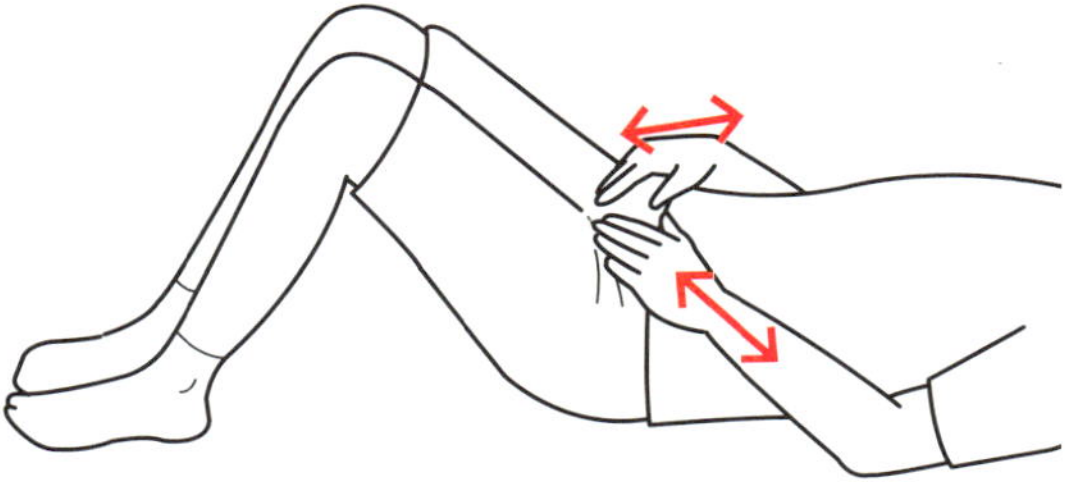

横になってひざを立てる。親指以外の4本の指をそろえて鼠径部に当て、強く押しながら上下に動かす

頭のマッサージ

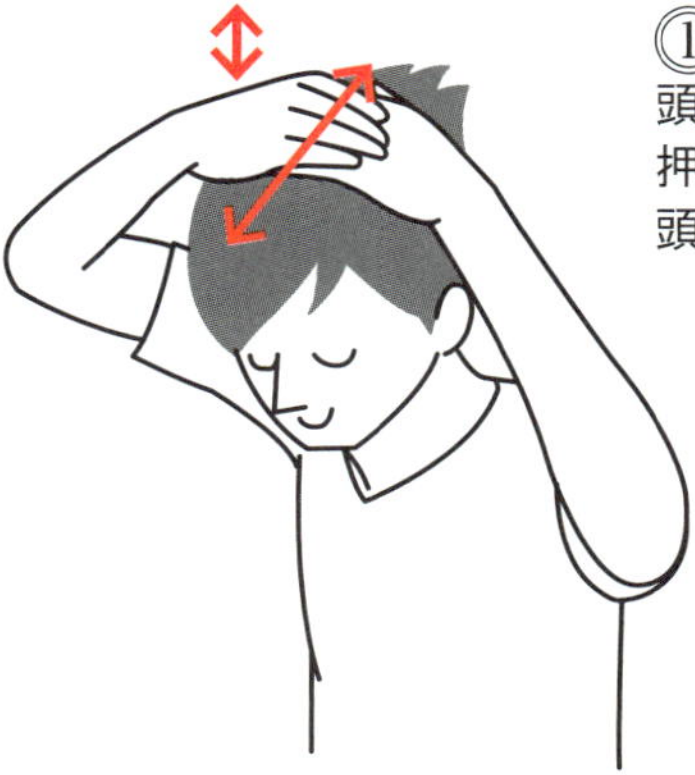

①
頭の上で手を組み、強く押しながら前後に動かす。頭皮をずらすように行なう

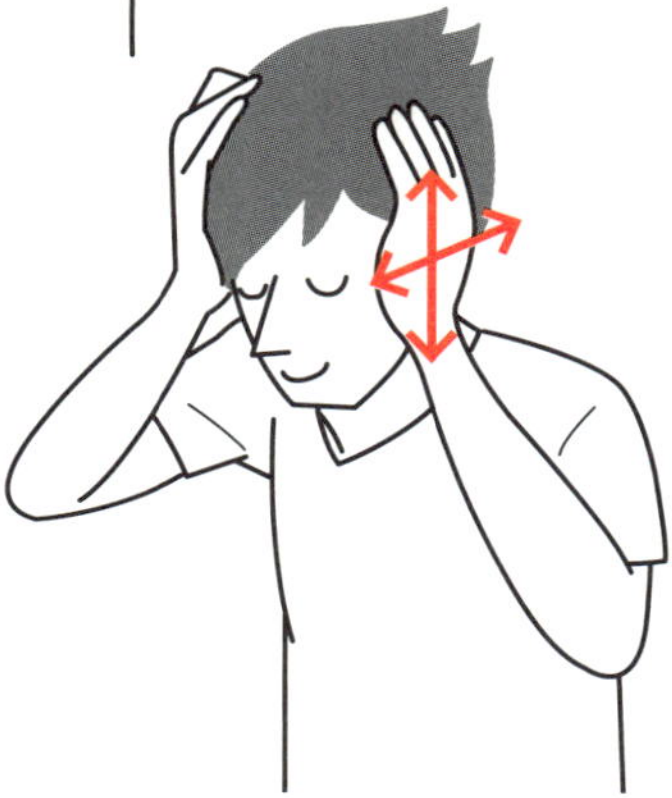

②
両方のこめかみに、てのひらを当て、上下前後に強く動かす。頭皮をずらすように行なう

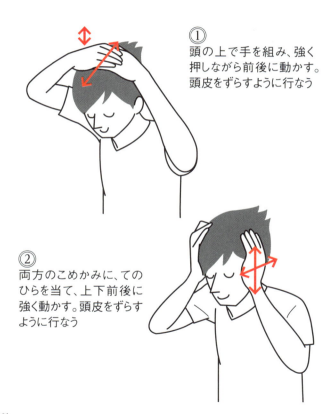

59

ツボは、イタ気持ちいい強さで5秒間押す

！テレビを観ながらできるセルフ・ツボ押し

ツボは複数の末梢神経が重なり合っているポイントです。ツボが刺激されると脳の視床下《ししょうか》部《ぶ》に情報が伝わり、ホルモンの分泌が促されます。つまり、ツボ押しは即効性が期待できるメリットがあるのです。

ツボ押しのコツは、押す箇所を正確に探すことです。ツボは主に骨の近くにありますので、骨を頼りに探すと正しい場所が見つかります。**押したときにツンとした痛みを感じれば、正解です。**

もうひとつのコツは、力を入れすぎないことです。イタ気持ちいい強さで、5秒くらいかけてじわっと押すのがおすすめです。テレビを観ながらでもできますので、一日に何度か押すといいでしょう。

血圧を下げるツボ・人迎《じんけい》

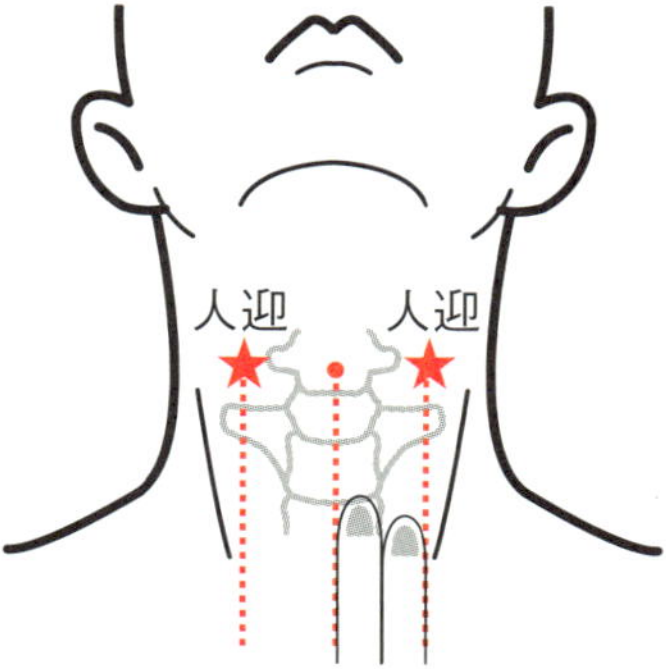

①
喉仏から指2本分、外側にある。指に脈を感じるので探しやすい

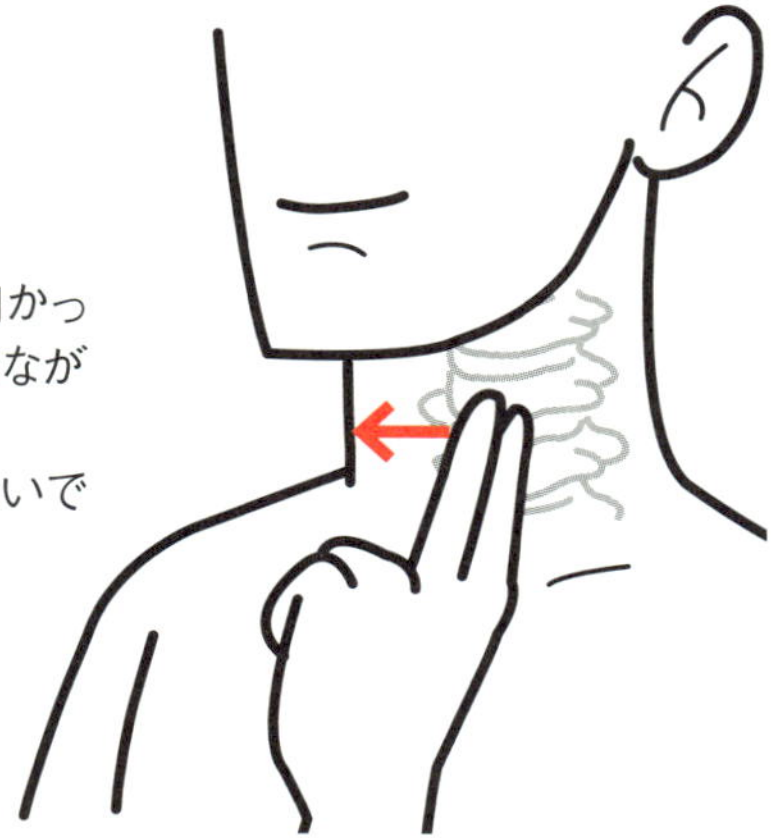

②
コツは顔の中心に向かって押すこと。息を吐きながら、5秒間押す。
両側一緒には押さないで別々に

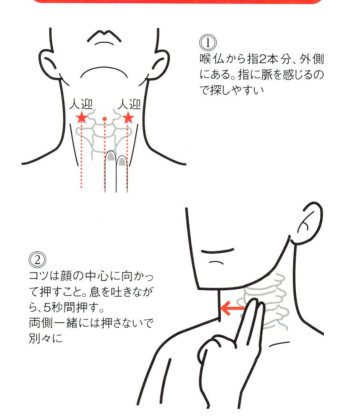

副交感神経を働かせるツボ・内関《ないかん》

①
手首の内側にある横ジワから指3本分、2本の骨の間にある

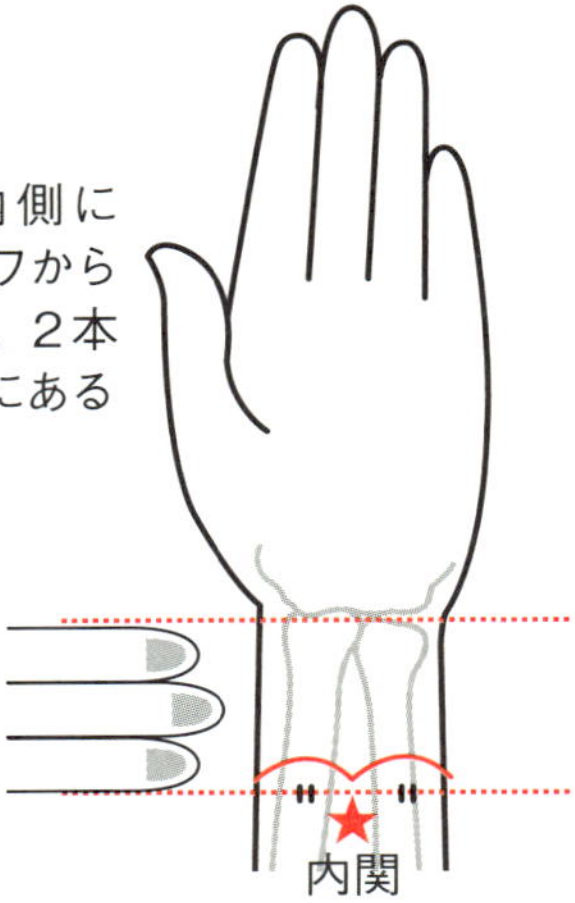

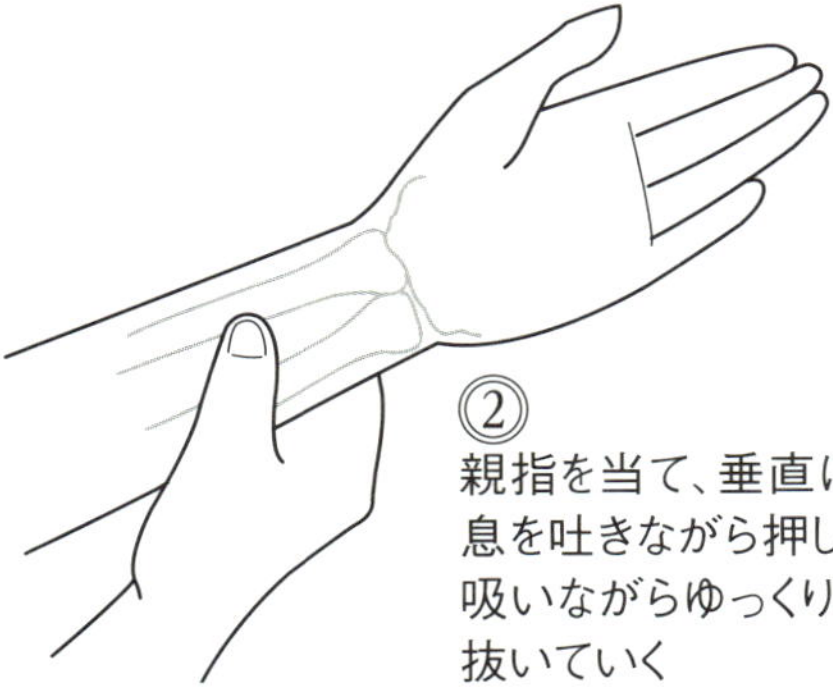

②
親指を当て、垂直に押す。息を吐きながら押し、息を吸いながらゆっくりと力を抜いていく

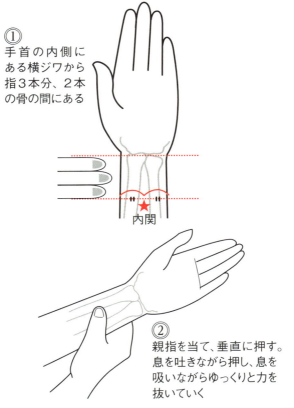

腎臓の疲れを取るツボ・至《し》陰《いん》

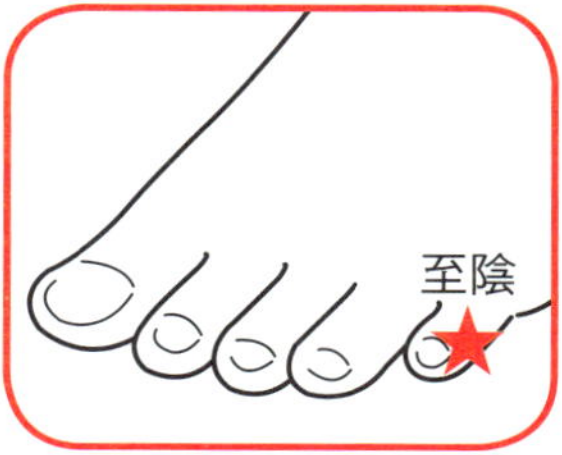

①
足の小指の外側にある。
爪のつけ根が目印

②
ツボに人差し指を当て、
親指と挟んで押す

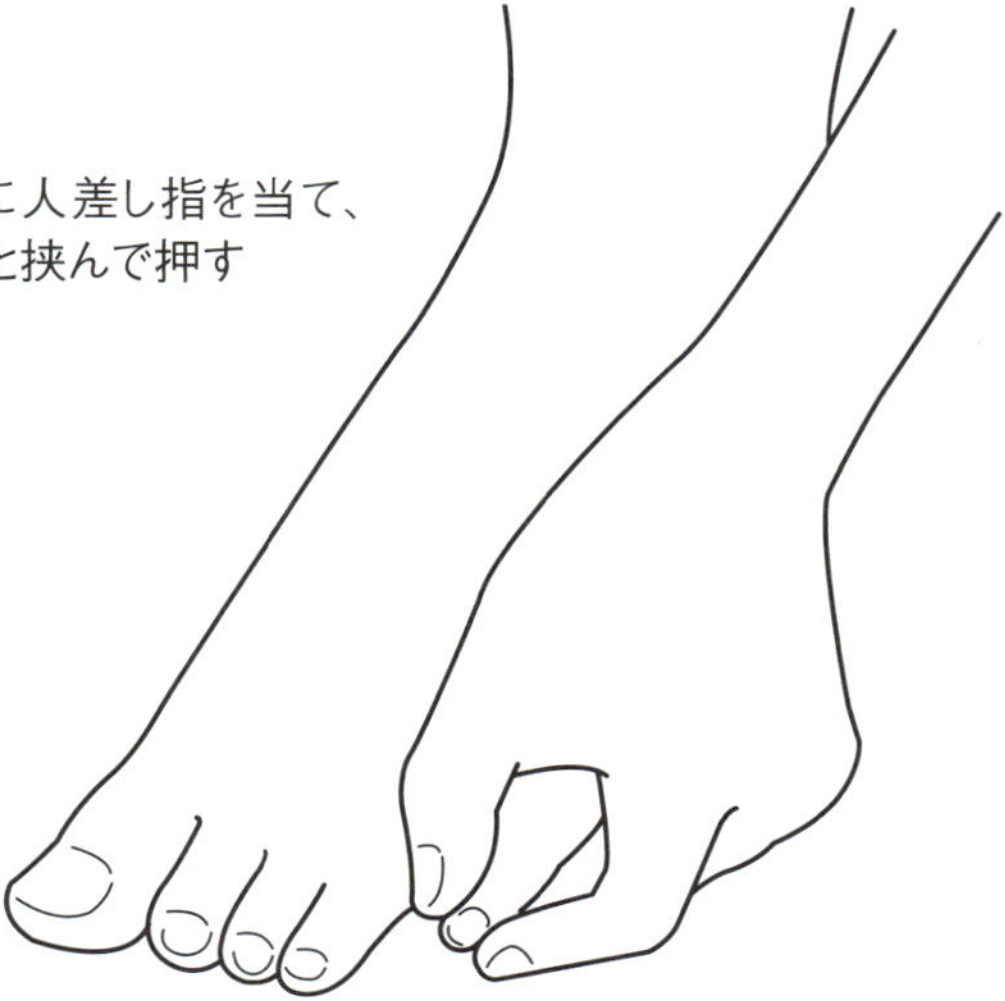

60

寝たままできる「毛管運動」でリンパの流れもよくなり血圧が下がる！

❗起きるときと寝るときにブルブル、毛管運動

寝たままでもできる体操や、立ったままできる簡単体操は、運動の基本です。ここで紹介するのは、「毛管《もうかん》運動」と「麦踏みステップ」です。

毛管運動は、約百年前に西式健康法を提唱した西勝造《かつぞう》先生によって考案されました。**血液とリンパの循環を正常に戻す効果があるとされています。**また衰えた腕や脚の筋肉も強化できます。

麦類が発芽した後に、足で踏みつける農作業をヒントに編み出された麦踏みステップは、第二の心臓といわれるふくらはぎを鍛える運動です。血流がよくなり、歩く力も強くなります。また、心臓の負担をやわらげ、血圧の安定にもつながります。

毛管運動

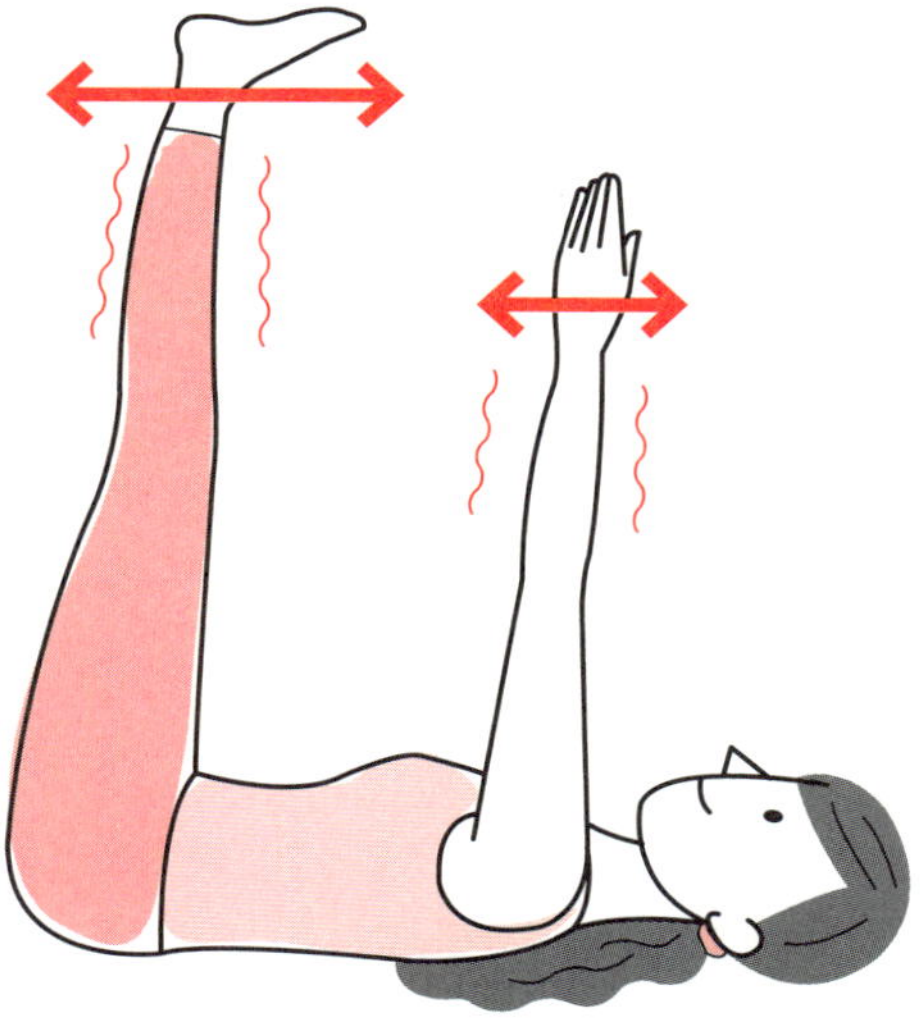

仰向けに寝転び、両腕両脚を垂直に上げる。腕と脚を左右ではなく前後に小刻みに揺さぶる。30秒行なう

麦踏みステップ

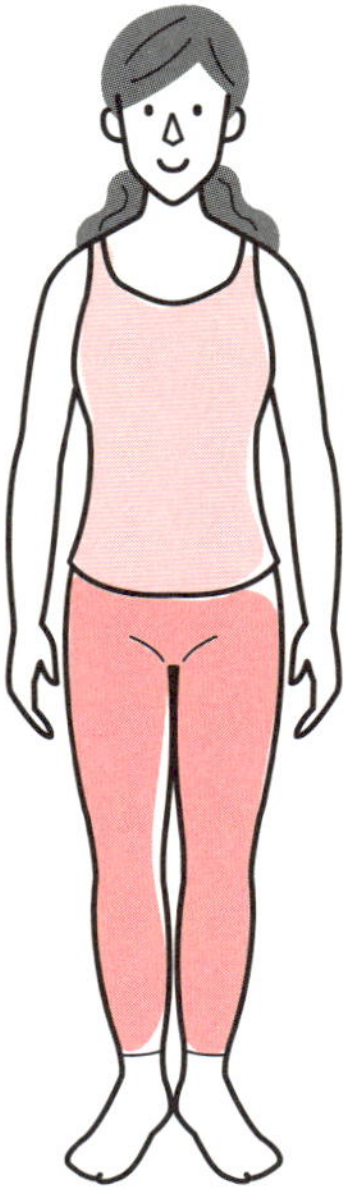

①
かかとをつけ、背筋をまっすぐにして立つ

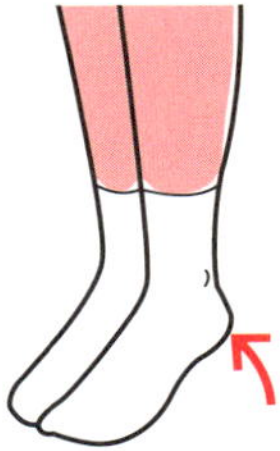

②
ふくらはぎを意識しながら、両足のかかとを持ち上げ、ゆっくりと下げる。30回ほど行なう

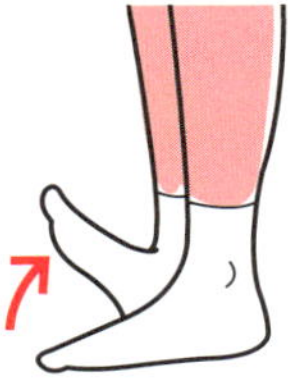

③
右のつま先と左のつま先を交互に上げ下げする。リズムよく左右交互に30回行なう

第6章

ワンランク上の知識！高血圧からの要介護生活を防ぐコツ

61

血管はただのホースではない。内皮細胞はデリケートで傷つきやすい

！内皮細胞は約3年で生まれ変わる

近年、血管の健康が見直されています。**血管はただ血液が流れるホースではありません。**血液と臓器や筋肉との間で、栄養素や老廃物のやり取りをする重要な役割を担っているのです。

血管は、外側から外膜・中膜・内膜という3層構造になっています。外膜は丈夫な保護層、中膜には平滑筋《へいかつきん》という筋肉層があり、拡張と収縮に関わっています。心臓から押し出されてきた血液は、平滑筋が蠕動《ぜんどう》運動をすることによって、さらに先へ先へと送られていきます。

特に収縮運動が求められる動脈は平滑筋が発達していますが、静脈はそれほどでもありません。

動脈の内部構造

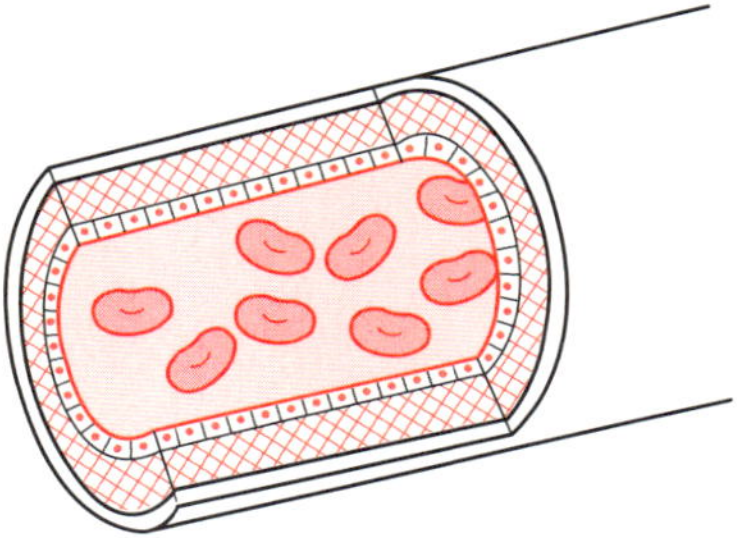

健康な動脈は自律神経の影響を受けて、寒暖、ストレスなどに応じて伸縮しながら血液をスムーズに送る。

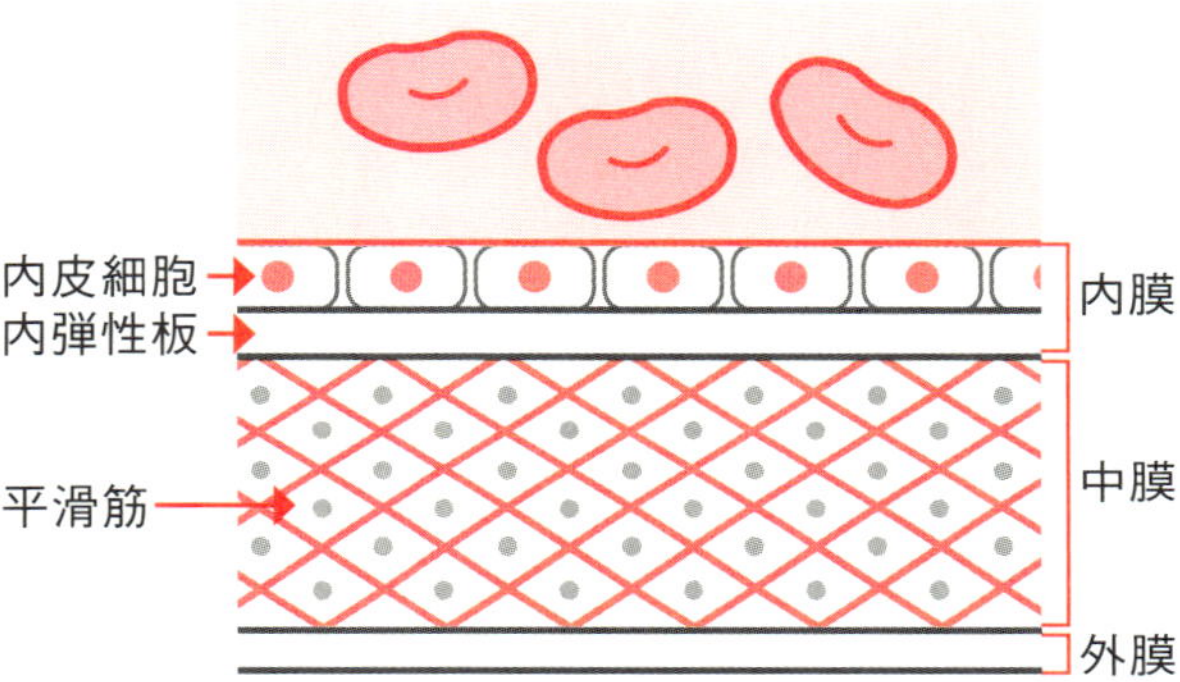

動脈は内膜・中膜・外膜の3層構造になっている。直接、血液と接する内皮細胞が老化して傷つくと、動脈硬化の原因となる。

内膜は内弾性板《ないだんせいばん》と、血液と常に接している内皮細胞からできています。内皮細胞は新陳代謝によって生まれ変わっています。これをターンオーバーといいます。内皮細胞のターンオーバーは、約1000日ごとに行なわれています。

血液の圧力を毎日受けている内皮細胞は、皮膚と同じように傷みます。傷んだ細胞は、3年ほどかけて新しく生まれ変わるのです。

また、外傷を受けて血管が傷ついたときも、すぐに内皮細胞が修復を始めて出血を防ぎます。

血糖値や中性脂肪値が高くなると、血液がドロドロ状態になります。すると、内皮細胞の表面が擦《す》られて傷つきやすくなります。同様に血圧が高くなると、内皮細胞が傷めつけられます。これが生活習慣病の始まりになるのです。

62

健康な血管を維持すれば120歳まで元気モリモリ！

！動脈硬化の進行はエコー検査ではっきりとわかる

血液がサラサラ、血圧も低く、内皮細胞の新陳代謝も正常――。このような理想的環境下でも、血管はゆっくりと老化していきます。これを「正常老化」といいます。一説によると、血管の寿命は120年といわれています。

しかし、生活習慣病が発生すると、血管の寿命は急速に縮まります。これを「病的老化」といいます。その代表的な症状が動脈硬化です。

動脈硬化のメカニズムを解説しましょう。

高い血圧やドロドロの血液によって、血管の内皮細胞に傷がつきます。すると、その傷口に酸化した脂質が入り込んでアテロームという瘤を作ります。この瘤が大きくなると、血液の通り道が狭くなって血流が滞ります。また、この瘤はフニャフニャしていて、破れやすい性質を持っています。

フニャフニャの瘤に傷がつくと、傷口を塞ぐために血小板が集まって固まりを作ります。これが血栓です。**血栓は血流に押されてはがれやすくなっています。**はがれた血栓が血液に運ばれ流れていくと、脳や心臓の毛細血管に引っかかります。これが血管の内腔を狭めたり塞いだりして、脳梗塞や心筋梗塞を起こす原因となるのです。

なお、瘤が軟らかいのになぜ「硬化」と呼ぶのかというと、アテロームができた内膜の内皮細胞が硬く変質するからです。その影響で平滑筋の伸び縮みする弾力性も失われ、血管自体が硬くなります。

動脈硬化は頸《けい》動脈のエコー検査で、簡単に発見することができます。

検査を受けると、動脈硬化によって血管が狭まっている画像が、モニターに生々しく映し出されます。怖い気持ちはわかりますが、早く見つかれば命拾いできます。勇気を出して一度、検査を受けることをおすすめします。

動脈硬化が起こる仕組み

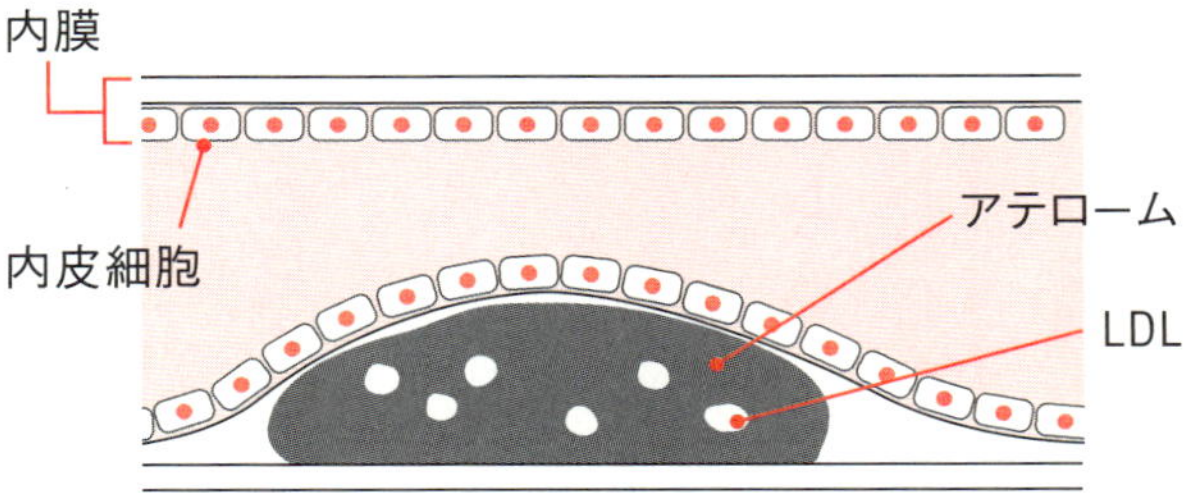

動脈硬化とは、血液中のLDL（悪玉コレステロール）などが血管の内皮細胞に入り込み、アテロームを作り、それが隆起してプラークとなって血管の内腔を狭め、血流が悪くなる現象。

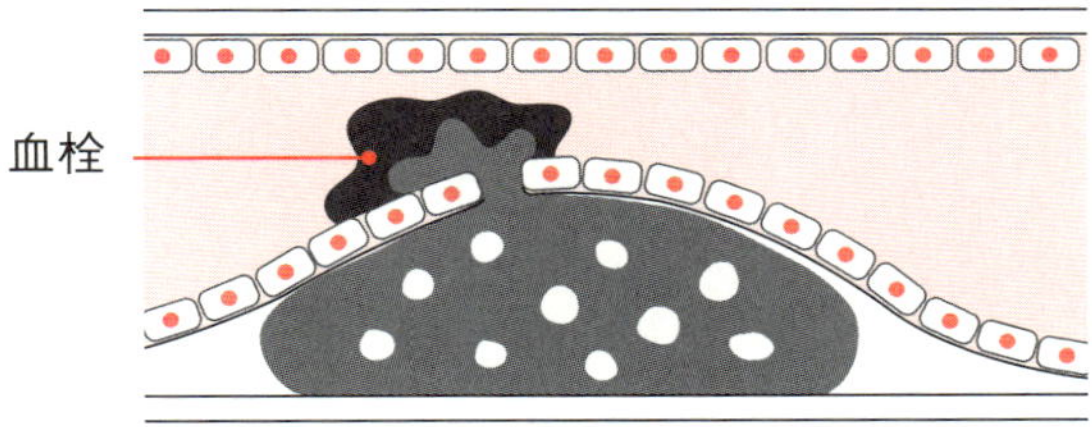

プラークが破損してできた血栓が血管の内腔を完全に塞ぐと、心筋梗塞などが起こる。

63

家庭でも動脈硬化をチェックできる。左右の血圧が違ったら注意

❗ 気になったら、すぐに専門医へ

エコー検査の受診を躊躇《ちゅうちょ》している人は、とりあえず家庭血圧を利用して動脈硬化のリスクがないか、調べてみましょう。

まず、いつもと同じようにリラックスして血圧を測ります。次に、逆の腕で同じように血圧を測ってください。**左右の収縮期血圧の差が10％以上あると、動脈硬化が進行している可能性があります。**

たとえば、左腕で計測した収縮期血圧が135㎜Hgの場合、右腕で計測した値が149㎜Hg以上であれば、黄色信号ということになります。すぐにエコー検査を受けることをおすすめします。

次のような簡易テストでも、動脈硬化の有無を調べることができます。仰向けに寝た状態で両脚をまっすぐ伸ばして上げ、誰かに足首を支えてもらいます。30秒間足首を曲げたり伸ばしたりの運動を続けます。そして、両足の裏の色を確認します。

動脈硬化が疑われる場合、どちらか片方の足の裏が白っぽくなります。 この場合も、エコー検査を受けたほうがいいでしょう。

動脈硬化がかなり進行した場合は、自覚症状が出ることもあります。手足の冷え、しびれ、そして、歩いたときにふくらはぎや大腿部《だいたいぶ》に締めつけられるような痛みを覚えて、数分間休まなければならないときがあれば、注意が必要です。

また、こむら返りがときどき起こるのも心配な状況です。 閉塞性動脈硬化症の可能性もありますので、なるべく早く専門医を受診してください。

血管の老化は、早期に発見して治療を行なえば軽快が期待できます。そして、受診するときは、家庭血圧の記録を必ず持参するようにしてください。

64

簡単な計算でわかる血管の老化度。「脈圧」が高くなっていませんか？

❗脈圧が60㎜Hgを超えたら検査が必要

毎日測る家庭血圧から、血管の老化度を簡単に割り出す方法をもうひとつ紹介しましょう。どうやるかというと、**収縮期血圧（上の血圧）から拡張期血圧（下の血圧）を引いた値を計算するだけ**。その差を「脈圧」といいます。

血管の老化が進むと、血管が硬くなります。若い血管はまだ柔らかく伸縮性があるので、心臓から送られてきた血液を柔軟に受けとめられるので、収縮期血圧が低くなります。ところが、硬い血管は血液の圧力をまともに受けるため、収縮期血圧が高くなります。

また、若い血管は血液を先へ送る力が強いため、拡張期血圧が高くなります。一方、硬い血管は収縮する力が弱いために、拡張期血圧が低くなります。

年齢による脈圧の変化（動脈硬化の疑いがある場合）

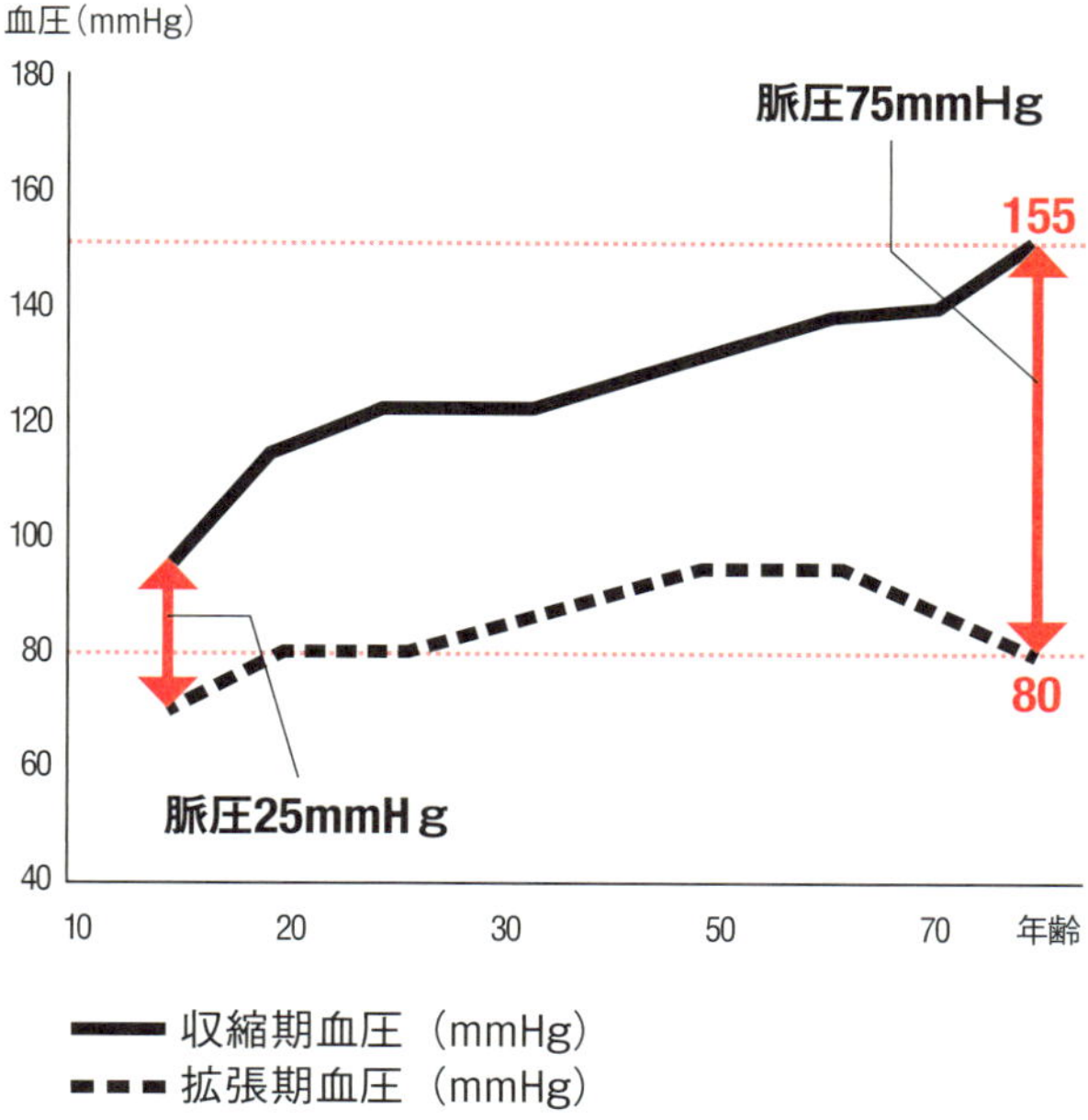

収縮期血圧と拡張期血圧の差を「脈圧」という。脈圧が大きいと、血管の老化が疑われる。
出典:「知恵の泉」(https://chienoizumi.com/ketuatusa.html)

以上の理論によって、**老化した血管は、収縮期血圧が高くて拡張期血圧が低い、つまり脈圧が大きいと考えられるのです。**血管の老化が遅い人でも、高齢になると脈圧は次第に大きくなります。

血管が硬い人は血圧の変動が激しくなります。ストレスや寒さを感じたとたんに血圧が急上昇し、入浴時や飲酒時に急降下するのです。**脈圧が大きいほど、脳や心臓の発作を起こしやすいと考えられます。**

40～59歳の1万2763人を対象に、25年間にわたって大規模追跡調査をした結果が2005年に発表されました。その結果、脈圧が59㎜Hg以上の人の血管病による死亡率は30％、一方、脈圧が42㎜Hg未満だった人は18％でした。脈圧と血管病の関連は明らか、と結論づけられました。

脈圧の正常値は40～60㎜Hgです。たとえば、収縮期血圧が130㎜Hgであれば、そこから50～60を引きます。すると拡張期血圧は70～80㎜Hgがふさわしいとなります。上の血圧から50～60㎜Hgを引けばいいだけです。

65

脳梗塞は気づかないうちに多発している。こんな症状がありませんか？

Q 一度、脳梗塞を起こした人は再発率が高いって本当？

高血圧の代表的な合併症は脳卒中です。脳卒中は、脳の血管が破れる「脳出血」と、血管が詰まる「脳梗塞」に分けることができます。塩分を多くとっていた1960年代は脳出血がほとんどでしたが、今は脳梗塞が7割を占めます。そして近年、50～60歳代の方々の脳梗塞が問題になっています。

脳の血管にできた動脈硬化の瘤が、そのまま血管を塞いでしまうケースを「脳血栓」といいます。また、ほかの血管から流れてきた血栓によって脳の血管が詰まるケースを、「脳塞栓《そくせん》」と呼びます。

いずれも脳の血流が止まることで発作を起こし、最悪の場合、命を落とすことになります。今は医療が発達し、4時間以内に適切な処置をすれば助かると

されています。発作を起こしたら、すぐに助けを呼ぶことが最優先です。しかし、幸いにも一命を取り留めたとしても、後遺症が残って要介護に陥る危険性が高いのです。

脳梗塞はよほどのことがない限り起こらないと、他人事《ひとごと》のように考えている人がいますが、実は軽度の脳梗塞は多くの人が経験しています。

脳の深部の毛細血管に起きる小さな梗塞を、「ラクナ脳梗塞」といいます。**半身の脱力、半身のしびれ、ろれつが回らないなどの障害が発生しますが、短時間で正常に戻るため、「気のせいだろう」と見逃されやすいのです。**

しかし、それは血管を塞いだ血栓が、たまたま運よく血流によって外れただけのことです。いずれまた血栓が流れてくる可能性は高いのです。

一度、脳梗塞を発症した人の再発率は、1年以内で5~10%、3~5年で20~40%といわれています。また、脳梗塞で亡くなった人の脳を調べてみると、小さな脳梗塞の跡がいくつも発見されます。

ラクナ脳梗塞

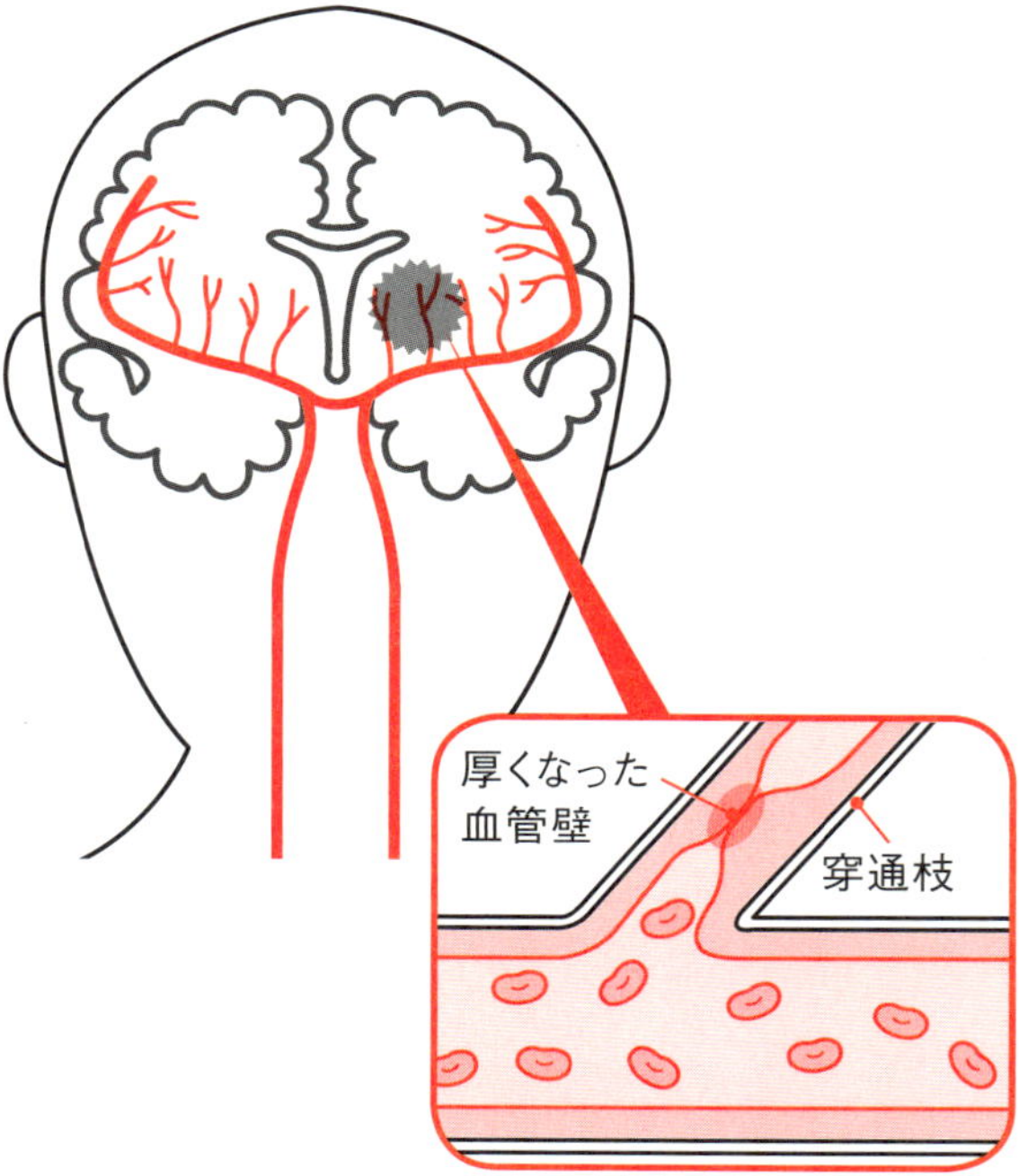

脳の深部にある穿通枝《せんつうし》という細い血管で梗塞が起こる。
詰まった血管のある場所によって異なる症状が発生する。

66

生活習慣病のほか、歯周病にも注意！

認知症も、高血圧の合併症だった！

糖尿病と高血圧は悪友と、39ページで解説しました。血糖値が高くなると血圧も上がり、血圧が高くなると血糖値も上がります。そして、両者が〝結託〟して血管を老化させるのです。どちらかに注意信号が灯ったら、両方のケアが必要です。

脂質異常症は血液中の中性脂肪が多くなる病気で、肥満に直結します。脂質異常症もまた、高血圧の悪友のひとつです。軽度の血圧上昇、血糖値上昇、脂質異常症、この3つが重なると動脈硬化リスクがさらに高まり、それに肥満が加わると〝死の四重奏〟と呼ばれています。

そのほかにも、高血圧と関係が深い病気があります。意外にも「歯周病」です。歯周病になると、歯周組織の炎症によってサイトカインと呼ばれる物質が増えます。**炎症性サイトカインが出血した歯茎から血液中に入ると、血管の平滑筋を刺激して、ギュウギュウ型の高血圧を引き起こすのです。**

またサイトカインは、糖質をコントロールするインスリンの働きを阻害します。歯周病・高血圧・糖尿病も〝悪のトライアングル〟を形成しているのです。

超高齢社会において、認知症が大きな問題になっています。認知症は65歳を境に急激に発症が増える病状です。

認知症もまた、高血圧による合併症と考えられます。それを証明したのが、大規模疫学調査で知られる久山町《ひさやま》研究です。調査は福岡県の久山町で1985年に65歳以上の全住民を対象に始まりました。その結果、認知症発症の危険因子として、糖尿病と中年期からの喫煙習慣と並んで、中年期からの高血圧が推測できるということがわかりました。

認知症予防のためにも、血圧は低めに抑えておくことが重要です。

67

主な高血圧の薬は5種類。どれを処方されているか知っておこう

！利尿剤は、安価で長年にわたって効果が証明されている

高血圧を改善するための薬は、いくつかのタイプに分類できます。どの薬が有効かは、患者さんの症状によって異なります。主治医から与えられるままに薬を飲むのではなく、内容を理解し、どのタイミングで薬を減らせるのか、やめられるのか、目標を持って治療に取り組む心がけが求められます。

◉降圧利尿剤

尿を多く出すことで、水分とナトリウムを排出する効果が期待できます。最も普及している薬で、安価で持続時間が長いというメリットもあります。日本人に多いパンパン型高血圧を改善します。長期で使用するので、使用されてい

る成分による副作用を、事前にしっかり確認しておくことです。

●β《ベータ》遮断薬

血圧を上げる交感神経の働きを抑える薬です。心臓から送り出される血液の量を少なめにするため、心不全の恐れがある患者さんに処方する場合は、少量にする場合が多い薬です。副作用として、心不全、房室ブロック、眠け、抑うつ、錯乱などがあります。

●カルシウム拮抗《きっこう》薬

血管をギュウギュウと締めつけるカルシウムイオンを抑える薬です。末梢神経の抵抗を減らして、血管を拡張させます。副作用には、肝障害、腎障害、腹痛、めまい、むくみなどがあります。

●ACE阻害薬／ARB

どちらも、ギュウギュウ型高血圧の原因となるアンジオテンシンⅡの働きを阻害します。副作用には、ほてり、ふらつき、めまい、貧血、高カリウム血症などがあります。

68

高血圧対策に秘策はない？「合わせ技一本」を狙おう！

! 改善する意志があれば、努力しなくても血圧は下がる！

さあ、ここまでいろいろな角度から高血圧対策を考えてきました。みなさん、参考にしてみよう、という気持ちになりましたか？

しかし、高血圧を改善するための、これひとつでＯＫ！　という秘策はありません。食事や運動、薬など、いろいろな手段を講じて〝合わせ技〟で改善するのが唯一の方法といえます。

最後に、本書の内容をまとめておきます。健康管理の一助となれば幸いです。

- **塩分をとりすぎない。目標は一日６グラム**
- **外食、レトルト食品を利用するときは、塩分量をチェック**
- **食卓塩を天然塩に換える**

- スパイスを使って塩分を控える
- 塩、しょうゆを食卓に置かない
- しょうゆのアイデア容器を利用する
- 味噌汁は少しずつ味噌の使用量を減らす
- カリウム、マグネシウムを含む野菜を毎日食べる
- お酒は適度に飲む。寝酒は慎む
- 高カカオ・チョコレートをおやつにする
- 糖質を控えめにして血糖値、中性脂肪も改善する
- 早寝早起きの生活リズムを大切にする
- ストレス解消を心がけ、睡眠の質を上げる
- ぬるめのお風呂にゆっくり入り、マッサージをする
- 適度な運動をする
- 薬は頼らず、いつかやめるつもりで
- 真剣になりすぎない！

本書は、本文庫のために書き下ろされたものです。

板倉弘重（いたくら・ひろしげ）

品川イーストワンメディカルクリニック院長、医学博士。

国立健康・栄養研究所名誉所員。東京大学医学部卒業。東京大学医学部第三内科入局後、カリフォルニア大学サンフランシスコ心臓血管研究所に留学。

東京大学医学部第三内科講師を経て茨城キリスト教大学生活科学部食物健康科学科教授に就任。

退職後、現職。主な研究分野は脂質代謝、動脈硬化。

日本健康・栄養システム学会理事長、日本栄養・食糧学会名誉会員、日本動脈硬化学会名誉会員、日本ポリフェノール学会理事長。テレビなどメディア出演多数。著書にベストセラーとなった『ズボラでもラクラク！ 飲んでも食べても中性脂肪コレステロールがみるみる下がる！』（三笠書房《知的生きかた文庫》）などがある。

知的生きかた文庫

ズボラでもラクラク！ 薬《くすり》に頼《たよ》らず
血圧《けつあつ》がみるみる下《さ》がる！

著者　板倉弘重《いたくらひろしげ》
発行者　押鐘太陽
発行所　株式会社三笠書房
〒一〇二-〇〇七二 東京都千代田区飯田橋三-三-一
電話〇三-五二二六-五七三四〈営業部〉
〇三-五二二六-五七三一〈編集部〉
http://www.mikasashobo.co.jp
印刷　誠宏印刷
製本　若林製本工場

ISBN978-4-8379-8594-5 C0130

知的生きかた文庫

職場・友人・家族……
やっかいな人から賢く自分を守る本
石原加受子

もっと楽しくしたいのに、なんでこうなるの⁉　あの人がやること全てにイライラ、争いたくないのに、争ってしまう……。そんな悩みを一気にスッキリ解決！

最高の自分を引き出すイチロー思考
児玉光雄

1ミリも後悔しないために！　いくつになっても成長するコツ。逆境という「壁を越える」コツ。読むほどに可能性が広がる感動の言葉99。

大谷翔平86のメッセージ
児玉光雄

心にひびく、成長のヒント！　自分の中に潜む才能を見つけ、磨き、花開かせるために！　大谷が日々心をこめて実行している習慣とは⁉

ズボラでもラクラク！
薬に頼らず血糖値がぐんぐん下がる！
板倉弘重

4人に1人のリスク、糖尿病を防ぐ！　勝負は40代から。美味しく飲んで食べる「ズボラ・ライフ」でそんなリスクとも簡単にさよならできます。

ズボラでもラクラク！
飲んでも食べても中性脂肪コレステロールがみるみる下がる！
板倉弘重

我慢も挫折もなし！　うまいものを食べながら！　最高のお酒を味わいながら！　好きに飲んで食べたいズボラな人でも劇的に数値改善する方法盛りだくさんの一冊！

C50368

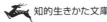